リハに役立つ

検査値の読み方・とらえ方

田屋雅信, 松田雅弘 編

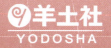

【注意事項】本書の情報について ──────────────────────────

　本書に記載されている内容は，発行時点における最新の情報に基づき，正確を期するよう，執筆者，監修・編者ならびに出版社はそれぞれ最善の努力を払っております．しかし科学・医学・医療の進歩により，定義や概念，技術の操作方法や診療の方針が変更となり，本書をご使用になる時点においては記載された内容が正確かつ完全ではなくなる場合がございます．また，本書に記載されている企業名や商品名，URL等の情報が予告なく変更される場合もございますのでご了承ください．

❖ **本書関連情報のメール通知サービスをご利用ください**
　メール通知サービスにご登録いただいた方には，本書に関する下記情報をメールにてお知らせいたしますので，ご登録ください．
　・本書発行後の更新情報や修正情報（正誤表情報）
　・本書の改訂情報
　・本書に関連した書籍やコンテンツ，セミナーなどに関する情報
　※ご登録の際は，羊土社会員のログイン/新規登録が必要です

ご登録はこちらから

序

　学生時代，検査値自体を学ぶ授業はなく，ましてや検査値からリハへどう活かすかについて学ぶ機会は少なかった．卒業後，実際に臨床現場にでて内部障害とかかわるようになってからは，検査値のとらえ方について上司に繰り返し鍛えられたことを記憶している．

　リスク管理と称して行われる評価はいわゆるバイタルサイン（血圧，脈拍）だけではない．血液検査などの客観的データから病態のアセスメントを日々行い，実際に目の前の患者さんを診て，触ってフィジカルアセスメントを駆使することがリハスタッフには問われている．

　検査値は内部障害分野においてのみ活用されるという認識が強いと思われているが，実際にはあらゆる分野で必要となることが多い．本書は内部障害以外の疾患まで手広く網羅しているため，執筆者の先生方には急性期〜在宅現場のあらゆる場面で利用できるよう，リハスタッフが検査値の何を確認し，どう対処するかについて執筆していただいた．

　第1章でリハに必要な各検査値，第2章で疾患別に注意すべき検査値からリハプログラムの構築，第3章のCase Studyでは実際の検査結果からQ＆A方式で読者に考えてもらうよう構成した．

　本書の目的は日々の臨床において検査結果から異常値に気づけることである．そして，異常値に気づいたときにリハを介入してよいのか，リハのプログラムを変更すべきかなどを判断し，時には医師や看護師と検査結果を共通言語にして相談できるようになることが重要である．

　疾患によっては血液（尿）検査のなかの1つの項目だけで病態の異常を判断できることもあれば，複数の結果を統合して判断しなければならないこともある．そのため，担当している目の前の患者の検査結果と本書を照らし合わせてみてほしい．実際に今起きている病態や現象（症状）とつじつまが合うのかを日々繰り返し確認することで驚くように臨床能力がついてくると思っている．

本書がスペシャリスト＋ジェネラリストをめざすあらゆるリハスタッフの一助となることを願っている．

　最後に，本書を作成するにあたり共同編集者を快く引き受けてくださった松田雅弘先生，日々の忙しい臨床・研究業務のなかでわかりやすく執筆してくださった先生方，編集部の鈴木美奈子様，大家有紀子様ならびに本書にたずさわったすべての方のご家族にもこの場を借りて感謝申し上げます．

2018年3月

編者を代表して
田屋雅信

リハに役立つ 検査値の読み方・とらえ方

contents

- ◆ 序 ...... 田屋雅信 3
- ◆ 基準値一覧 8
- ◆ 略語一覧 12

はじめに

- ◆ なぜリハで検査値の知識が必要なのか？ ...... 田屋雅信 16

第1章　検査値のキホン　～リハで必要なとこだけ～

1）血液検査（有形成分）

- 血球系
  - ①WBC（白血球）...... 田屋雅信 20
  - ②Hb（ヘモグロビン）...... 田屋雅信 23
  - ③PLT（血小板）...... 田屋雅信 27
- 血液凝固
  - ④APTT, PT-INR, FDP, D-ダイマー ...... 田屋雅信 30

2）血液検査（血清）

- 栄養
  - ①Alb（アルブミン）, TP（血清総蛋白）...... 田屋雅信 34
- 腎機能
  - ②BUN（尿素窒素）...... 猪熊正美 37
  - ③Cr（クレアチニン）...... 猪熊正美 41
  - ④eGFR（推定糸球体濾過量）...... 猪熊正美 45
- 肝機能・胆道系
  - ⑤ALT・AST（トランスアミナーゼ）...... 猪熊正美 49
  - ⑥γGTP（γグルタミントランスペプチダーゼ）...... 猪熊正美 53
  - ⑦Bil（ビリルビン）...... 猪熊正美 56

酵素	⑧CK（クレアチンキナーゼ）	田屋雅信	59
糖質	⑨血糖, HbA1c	設楽達則	62
脂質	⑩TC, LDL-C, HDL-C, TG	設楽達則	69
尿酸	⑪UA	猪熊正美	76
電解質	⑫Na, K	田屋雅信	79
炎症	⑬CRP（C反応性蛋白）	田屋雅信	83
甲状腺機能	⑭TSH, FT_3, FT_4	田屋雅信	85

3）尿検査

| 糖代謝・腎症 | ①尿糖, 尿ケトン体, 尿蛋白 | 設楽達則 | 88 |
| 尿生化 | ②推定食塩摂取量 | 設楽達則 | 93 |

4）血液ガス（動脈血) ……………………………………………… 松嶋真哉　96

5）腫瘍マーカー ……………………………………………… 筧　慎吾　104

第2章　疾患別！注意すべき検査値

1）運動器疾患
　　①関節リウマチ（RA） ……………………………… 加古誠人　108
　　②骨折の術前後 ……………………………………… 加古誠人　114
　　③変形性関節症（OA）の術前後 …………………… 加古誠人　121
　　④サルコペニア ……………………………………… 加古誠人　126

2）神経系疾患
　　①脳梗塞・脳出血（急性期を中心に） ……………… 藤野雄次　131
　　②くも膜下出血 ……………………………………… 藤野雄次　136
　　③脊髄損傷 …………………………………………… 羽田晋也　141
　　④パーキンソン病（PD） …………………………… 松田雅弘　146
　　⑤筋萎縮性側索硬化症（ALS） ……………………… 金子賢人　150
　　⑥多発性硬化症（MS） ……………………………… 金子賢人　156

3）小児疾患
　　①脳性麻痺（CP） …………………………………… 松田雅弘　162
　　②筋ジストロフィー ………………………………… 松田雅弘　166
　　③極低出生体重児 …………………………………… 志真奈緒子　171

4）呼吸・循環疾患
　　①間質性肺炎（IP） ………………………………… 渡邉陽介　177
　　②心筋梗塞 …………………………………………… 田屋雅信　182

③心不全	田屋雅信	188
④冠動脈バイパス術, 弁置換術後	設楽達則	196
⑤急性呼吸窮迫症候群（ARDS）	渡邉陽介	204

5）代謝疾患

①糖尿病	設楽達則	209
②慢性腎臓病（CKD）	猪熊正美	215

6）がん ……………… 筧 慎吾 221

第3章　Case Study

Case 1	冠動脈バイパスの術後（急性期）	設楽達則	230
Case 2	慢性心不全	田屋雅信	234
Case 3	心筋梗塞	田屋雅信	237
Case 4	生活習慣病	設楽達則	240
Case 5	脳梗塞（急性期）	藤野雄次	244
Case 6	くも膜下出血	藤野雄次	247
Case 7	特発性間質性肺炎	松嶋真哉	250
Case 8	関節リウマチ	加古誠人	254
Case 9	脳梗塞の在宅リハ	松田雅弘	258
Case10	栄養状態が悪い	田屋雅信	262

◆ 索引 ……………… 267

column

①検査値からはじまる多職種との連携	田屋雅信	18
②検査値はいつみるのか？	田屋雅信	228
③回復期, 在宅でどのように活用していくのか？	松田雅弘	266

基準値一覧

基準値は施設により異なる．本書ではある施設の基準値を使用している．

◆ 主な検査項目の基準値

項目	略称	単位	基準値
全血算			
単球	Mono	%	白血球の0〜10
好酸球	Eos	%	白血球の1〜5
好塩基球	Baso	%	白血球の0〜1
ヘマトクリット	Ht	%	男性：40.7〜50.7 女性：35.1〜44.4
白血球	WBC	/μL	3,300〜8,600
赤血球	RBC	/μL	男性：43.5〜55.5×10^5 女性：38.6〜49.2×10^5
リンパ球	TLC	%	白血球の20〜25
好中球	Neut	%	白血球の40〜70
ヘモグロビン	Hb	g/dL	男性：13.7〜16.8 女性：11.6〜14.8
血小板	PLT	/μL	15.8〜34.8×10^4
赤血球沈降速度	ESR	mm/時	男性：2〜10 女性：3〜15
生化学検査			
アルブミン	Alb	g/dL	4.1〜5.1
血清総蛋白	TP	g/dL	6.6〜8.1
尿素窒素	BUN	mg/dL	8.0〜20.0
血清クレアチニン	血清Cr	mg/dL	男性：0.65〜1.07 女性：0.46〜0.79
尿クレアチニン	尿Cr	g/日	男性：1.1〜1.9 女性：0.5〜1.6
BUN/Cr比		-	10
推算糸球体濾過量	eGFR	mL/min/1.73 m^2	60以上90未満
アスパラギン酸アミノトランスフェラーゼ	AST（GOT）	IU/L	13〜30
アラニンアミノトランスフェラーゼ	ALT（GPT）	IU/L	7〜42
γグルタミントランスペプチダーゼ	γGTP	IU/L	男性：13〜64 女性：9〜32
アルカリフォスファターゼ	ALP	IU/L	106〜322
総ビリルビン	T-Bil	mg/dL	0.4〜1.5

項目	略称	単位	基準値
直接ビリルビン	D-Bil	mg/dL	0.0～0.2
間接ビリルビン	I-Bil	mg/dL	0.2～1.0
クレアチンキナーゼ	CK	IU/L	男性：59～248 女性：41～153
	CK-MB	ng/mL	12以下
空腹時血糖	-	mg/dL	70～110
随時血糖（食後血糖）	-	mg/dL	200未満
ヘモグロビンA1c	HbA1c	%	NGSP：4.6～6.2
総コレステロール	TC	mg/dL	130～220
HDLコレステロール	HDL-C	mg/dL	40～65
LDLコレステロール	LDL-C	mg/dL	60～140
トリグリセリド	TG	mg/dL	50～150
尿酸	UA	mg/dL	男性：3.7～7.8 女性：2.6～5.5
ナトリウム	Na	mEq/L	138～145
カリウム	K	mEq/L	3.6～4.8
カルシウム	Ca	mg/dL	8.8～10.1
リン	P	mg/dL	2.5～4.5
C反応性蛋白	CRP	mg/dL	0.3以下
脳性ナトリウム利尿ペプチド	BNP	pg/mL	18.4未満
血清シスタチンC	Cys-C	mg/L	男性：0.63～0.95 女性：0.56～0.87
アルドラーゼ	ALD	IU/L	男性：8.1～13.0 女性：6.0～11.2
ミオグロビン	Mb	ng/mL	70～100
シアル化糖鎖抗原	KL-6	U/mL	500以下
乳酸脱水素酵素	LDH	IU/L	120～240
凝固系検査			
PT-INR	PT-INR	-	0.85～1.15
APTT	APTT	秒	25.5～36.1
FDP	FDP	μg/mL	5以下
D-ダイマー	-	μg/mL	0.9以下
内分泌検査			
甲状腺ホルモン	TSH	μIU/mL	0.38～4.31
	FT_4	ng/dL	0.82～1.63

項目	略称	単位	基準値
尿検査			
尿糖	-	-	陰性
尿ケトン体	-	-	陰性
尿蛋白	-	-	陰性
		mg/日	50〜100
塩分摂取量	-	g/日	6未満
血液ガス			
動脈血酸素分圧	PaO_2	mmHg	80〜100 または 100 − 0.4 × 年齢
動脈血二酸化炭素分圧	$PaCO_2$	mmHg	35〜45
酸塩基平衡	pH	-	7.35〜7.45
重炭酸イオン	HCO_3^-	mEq/L	22〜26
肺胞気動脈血酸素分圧較差	$AaDO_2$		10以下
動脈血酸素飽和度	SaO_2	%	93〜98
塩基余剰	BE	mEq/L	−2〜+2
乳酸	Lac	mmol/L	0.44〜1.78
PaO_2/FIO_2比		-	450〜470

◆ 疾患に特異的な検査項目の基準値

項目	略称	単位	基準値
関節リウマチ（RA）			
マトリックスメタロプロテアーゼ-3	MMP-3	ng/mL	男性：36.9〜121.0 女性：17.3〜59.7
骨折の術前後			
骨型アルカリフォスファターゼ	BAP	μg/L	男性：3.7〜20.9 女性（閉経前）：2.9〜14.5 女性（閉経後）：3.8〜22.6
血清I型コラーゲン架橋 N-テロペプチド	NTX	mmol BCE/L	男性：9.5〜17.7 女性（閉経前）：7.5〜16.5 女性（閉経後）：10.7〜24.0
サルコペニア			
トランスサイレチン	TTR	mg/dL	21〜43
トランスフェリン	Tf	mg/dL	男性：190〜300 女性：200〜340
コリンエステラーゼ	CHE	U/L	男性：251〜489 女性：211〜384

項目	略称	単位	基準値
くも膜下出血			
脳脊髄液：細胞数	-	/μL	5
脳脊髄液：髄液蛋白	-	mg/dL	15〜45
脳脊髄液：髄液糖	-	mg/dL	50〜80
多発性硬化症（MS）			
抗アクアポリン4抗体	-	-	陰性
髄液IgGインデックス	-	-	0.6以下
髄液オリゴクローナルIgGバンド	-	-	陰性
間質性肺炎（IP）			
肺サーファクタントプロテインA	SP-A	ng/mL	43.8以下
肺サーファクタントプロテインD	SP-D	ng/mL	110以下
心疾患			
心筋トロポニンT	TnT	ng/mL	0.014以下
心筋トロポニンI	TnI	pg/mL	26.2以下
心臓型脂肪酸結合蛋白	H-FABP	ng/mL	5.0以下
急性呼吸窮迫症候群（ARDS）			
プロカルシトニン	PCT	ng/mL	0.3未満
プレセプシン	P-SEP	pg/mL	314未満
糖尿病			
75g経口ブドウ糖負荷試験	75gOGTT	mg/dL	負荷前血糖：110未満 負荷後2時間：140未満
慢性腎臓病（CKD）			
尿中L型脂肪酸結合蛋白	L-FABP	μg/g×Cr	8.4以下
がん			
インターロイキン-6	IL-6	pg/mL	4.0以下
腫瘍壊死因子-α	TNF-α	pg/mL	1.8以下

略語一覧

略語	英語	日本語
AC	arm circumference	上腕周囲長
ACE	angiotensin converting enzyme	アンギオテンシン変換酵素
ALS	amyotrophic lateral sclerosis	筋萎縮性側索硬化症
ARB	angiotensin II receptor blocker	アンギオテンシンII受容体拮抗薬
ARDS	acute respiratory distress syndrome	急性呼吸窮迫症候群
AT	atrial tachycardia	心房頻拍
AT	anaerobic threshold	嫌気性代謝閾値
BCAA	branched chain amino acid	分岐鎖アミノ酸
BEE	basal energy expenditure	基礎エネルギー消費量
CABG	coronary artery bypass grafting	冠動脈バイパス術
CC	calf circumference	下腿周囲長
CKD	chronic kidney disease	慢性腎臓病
cMS	conventional multiple sclerosis	通常型多発性硬化症
CPAP	continuous positive airway pressure	持続陽圧呼吸療法
CPX	cardio pulmonary exercise test	心肺運動負荷試験
CVD	cardiovascular disease	心血管疾患
DAS28	disease activity score 28 joints	−
DIC	disseminated intravascular coagulation	播種性血管内凝固症候群
DVT	deep venous thrombosis	深部静脈血栓症
ESA	erythropoiesis stimulating agent	赤血球造血刺激因子製剤
ESC	European Society of Cardiology	欧州心臓病学会
ESKD	end-stage kidney disease	末期腎不全
GNRI	geriatric nutritional risk index	−
HAQ	health assessment questionnaire	健康評価質問票
HFpEF	heart failure with preserved ejection fraction	左室駆出率が保たれた心不全（拡張不全）
HFrEF	heart failure with reduced ejection fraction	左室駆出率が低下した心不全（収縮不全）
ICU-AW	ICU-acquired weakness	ICU関連筋力低下

略語	英語	日本語
IIPs	idiopathic interstitial pneumonias	特発性間質性肺炎
IP	interstitial pneumonia	間質性肺炎
IPF	idiopathic pulmonary fibrosis	特発性肺線維症
LVEF	left ventricular ejection fraction	左室駆出率
MNA®-SF	mini nutritional assessment short form	簡易栄養状態評価法
MP	methylprednisolone	メチルプレドニゾロン
MS	multiple sclerosis	多発性硬化症
NGSP	national glycohemoglobin standardization program	国際基準値（HbA1c）
NICU	neonatal intensive care unit	新生児集中治療室
NMO	neuro myelitis optica	視神経脊髄炎
NPPV	non-invasive positive pressure ventilation	非侵襲的陽圧換気
NST	nutrition support team	栄養サポートチーム
OGM	continuous glucose monitoring	持続血糖測定
OGTT	oral glucose tolerance test	経口ブドウ糖負荷試験
PCI	percutaneous coronary intervention	経皮的冠動脈形成術
PE	pulmonary embolism	肺塞栓症
PEEP	positive end-expiratory pressure	呼気終末陽圧
PTE	pulmonary thromboembolism	肺血栓塞栓症
RA	renin-angiotensin	レニン・アンギオテンシン
SAT	sub-acute stent thrombosis	ステント内亜急性血栓性閉塞
SGA	subjective global assessment	主観的包括的評価
SMI	skeletal muscle mass index	骨格筋量指標
TEE	total energy expenditure	全エネルギー消費量
TPPV	tracheostomy positive pressure ventilation	気管切開下陽圧換気

執筆者一覧

編集・執筆

田屋　雅信　　東京大学医学部附属病院リハビリテーション部，循環器内科

松田　雅弘　　城西国際大学福祉総合学部理学療法学科

執筆 (掲載順)

猪熊　正美　　群馬県立心臓血管センターリハビリテーション課

設楽　達則　　群馬県立心臓血管センターリハビリテーション課

松嶋　真哉　　聖マリアンナ医科大学横浜市西部病院リハビリテーション部

筧　慎吾　　東京女子医科大学リハビリテーション部

加古　誠人　　名古屋大学医学部附属病院リハビリテーション部

藤野　雄次　　埼玉医科大学国際医療センターリハビリテーションセンター

羽田　晋也　　星ヶ丘医療センターリハビリテーション部

金子　賢人　　日本赤十字社医療センターリハビリテーション技術課

志真奈緒子　　東京女子医科大学リハビリテーション部

渡邉　陽介　　聖マリアンナ医科大学病院リハビリテーション部

リハに役立つ検査値の読み方・とらえ方

はじめに　16

第1章　検査値のキホン　〜リハで必要なとこだけ〜　19

第2章　疾患別！注意すべき検査値　107

第3章　Case Study　229

はじめに

なぜリハで検査値の知識が必要なのか？

田屋雅信

　リハにおける臨床評価は，主観的なものと客観的なものに分かれる．主観的な評価は臨床経験に基づき結果の解釈が異なってくることが多い．一方，客観的な評価は信頼性が高く，かつ結果の解釈が行いやすい．特に臨床検査値は客観的指標として有用である．

　リハスタッフは検査値から診断を行うわけではなく，あくまで**クリニカルリーズニングに活用すること**を重要視する．本書で紹介する検査値の活用方法を以下に述べる．ただし，医療機関や検査の委託会社により機器や試薬が異なるため，基準値は各施設で若干が異なることがある．

1. リハの可否を判断する

　急性期～在宅の各ステージで検査の頻度は変わってくるが，得られた検査値がいつもより（昨日，1週間前，1ヵ月前より）変化していないかを必ず確認する．各疾患別における**リハ処方の禁忌**，**リハ中止基準**に該当するような血液検査項目については，正常範囲を含め覚えておくことが望ましい．

　リハ開始時にそれらの評価を怠ることでリハ中に有害事象が起こってしまうと，リハを行ったことで病状が悪くなったと判断され，患者や多職種からの信頼を損ねてしまうこともありうる．

2. 検査値から推測できる症状や現象をフィジカルアセスメントする

　検査値を確認後，それに付随した所見についてフィジカルアセスメントを行う．特に**異常な数値**まで**急性増悪**した際には注意深く評価を行う．また，検査値からリハ中に有害事象が起きる可能性を予測しておくことも重要である．例えば，電解質（K）の異常は不整脈の出現が誘発されるため，心電図モニター下でリハを行うようにする，といった対応が可能である．

　検査値はリハ実施後の**効果判定**や**過負荷の判定**を行う指標としても活用できる．

例えば，運動療法による効果判定として冠危険因子（糖代謝，脂質代謝）の改善を評価したり，リハ実施後の血清クレアチンキナーゼ（CK）の上昇による過用性筋力低下（overwork weakness）の有無を確認したりすることである．

一方，検査の異常値は薬の副作用でも生じることがあるため，内服状況を確認することも重要である．

3. 多職種とのコミュニケーションツールに使う

リハを行う前にいつもよりも検査値が異常値を示している場合には，**積極的に医師や看護師と相談し**，リハの可否を判断すべきである．特に急性期では，検査値は多職種とのコミュニケーションツールとして大いに活用できる．回復期や在宅では検査頻度が少ないため直近のデータがない可能性もあるが，逆にフィジカルアセスメントの評価から検査値の異常の有無を推測することができる場合がある．その際には，多職種とのカンファレンス等で検査を行ってもらうよう進言することも必要である．

4. リハスタッフが検査値に強くなるには

リハ介入前に検査値を確認する習慣をつけておく．電子カルテ上では，検査値の値がhigh（赤），low（青）のようにわかりやすくなっていることが多く異常値に気づきやすい．検査値からのクリニカルリーズニングを症例ごとに日々行うことで自然とレッドフラッグ（中止・禁忌となる異常値）に気づけるようになる（図1）．

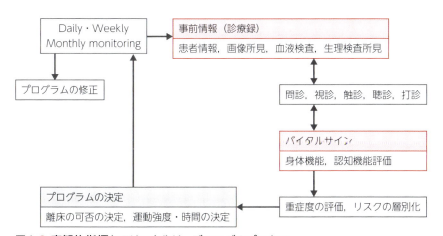

図1 ● 客観的指標とクリニカルリーズニングのプロセス

検査値からはじまる多職種との連携

田屋雅信

　検査値の異常を確認したときに医師または担当看護師と話したことはあるだろうか.
　「〇〇がいつもより上昇（低下）しているのですが，リハを行っても大丈夫でしょうか？」
　「リハ中に△△が生じたのですが，〇〇が上昇（低下）していたからでしょうか？ 明日以降，リハを継続しても大丈夫でしょうか？」
　患者のADLレベル，筋力・歩行レベルを評価し，多職種に報告するだけでなく，このような会話を日常的に行うことで治療を理解してリハしてくれているという認識を得ることができる．多くは急性期で見受けられる場面であるが，回復期・在宅でも検査データをその都度確認する癖をつけ，多職種と同じ土俵で会話ができるように患者の全体像を把握することが重要である．

第1章
検査値のキホン
~リハで必要なとこだけ~

第1章 検査値のキホン〜リハで必要なとこだけ〜

1）血液検査（有形成分）
［血球系］
① WBC（白血球）

田屋雅信

◆ 白血球の基準値

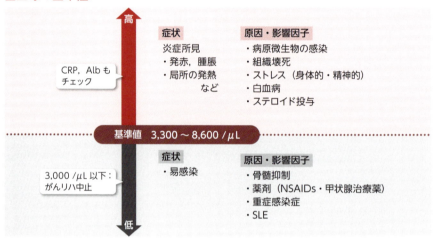

表1 ● 白血球分画の基準値

好中球	40〜70 %
リンパ球	20〜50 %
好酸球	1〜5 %
好塩基球	0〜1 %
単球	0〜10 %

◆ 白血球とは

- 血液は白血球，赤血球，血小板で構成されている．白血球（特に好中球）とは細菌，ウイルスなどの病原菌から身体を守る働きをするため，主に**感染の指標**となる．
- 白血球の大部分は好中球とリンパ球で占められている（表1）．
- 好中球が大部分を占めているので好中球の増減が白血球数の増減に影響を与えるが，リンパ球（免疫能を規定する）・好酸球の増減も確認する．

- 分画は白血球に対する割合（％）で表示されるので，実際の変動は個数を白血球数から計算したうえで確認する必要がある．

🔺高 白血球が高値のとき

症状	炎症所見（発赤，腫脹，局所の発熱，疼痛，局所の機能障害）
病態	骨髄などで好中球の産生が亢進し，血管内へ移動する．
原因・影響因子	・病原微生物の感染 ・組織壊死（手術後急性期，急性心筋梗塞，肺塞栓，壊疽など） ・身体的ストレス（喫煙・急性出血など） ・精神的ストレス（不安など） ・白血病 ・ステロイドの全身投与

リハスタッフが確認すべきこと

- 温度板で**体温**を，フィジカルアセスメントで局所（手術部位・疼痛部位など）の**炎症所見**を評価する．運動器疾患以外の手術後急性期でも全身状態の評価として日々の変化を確認する．局所の悪化所見や急激な上昇の際，医師へリハ介入可否を確認する．
- 白血球は各種ストレスによる環境因子も影響するため，発熱がなければ生活状況等の問診が必要となる．

🔻低 白血球が低値のとき

症状	易感染にともなう症状
病態	・骨髄での好中球の産生低下により白血球が減少する． ・末梢での好中球の破壊や利用亢進により白血球が減少する．
原因・影響因子	・化学療法や放射線治療中の骨髄抑制 ・NSAIDs，甲状腺治療薬などの各種薬物治療 ・重症感染症（敗血症など） ・全身性エリテマトーデス（SLE）

リハスタッフが確認すべきこと

- 感冒症状，易感染の対策（マスク着用など）について確認する．
- SLE（自己免疫によるリンパ球破壊），末期がん（がんを攻撃するためリンパ球利

用の亢進），うっ血性心不全（酸化ストレスによる破壊）ではリンパ球の低下を確認する．
- がん患者では抗がん剤の副作用により白血球・Hbや血小板が減少したり，凝固系が低下することにより出血傾向となるためリハ介入には注意を要する．

リハプログラム

禁忌

- 発熱，炎症の程度によりリハ禁忌となる（医師に確認する）．
  - ▶ 心臓外科手術後は発熱がなく（37.5度未満），炎症反応がないことが回復期運動療法への移行基準となる．
- がんリハの実施基準では**白血球3,000／μL以下，Hb 7.5 g/dL以下，血小板 2.0×10^4／μL以下**のうちいずれかに該当するとリハ中止となる．

注意点

- 感染していると交感神経活性が亢進することで安静時の心拍数が増加し，運動時にも上昇しやすい．
- がん患者では**好中球500／μL以下**で感染リスクが高くなるため，クリーンルーム管理となる．

サイドメモ

- 白血球の低値が薬物療法の副作用であれば，薬物の変更経過と採血結果を確認する．
- 白血球が正常範囲で発熱を認めないにも関わらずCRPが上昇していれば，感染ではなく**急性心不全**などの炎症性疾患の影響が考えられる．
- ウイルス感染症では好中球の増加・減少ともに生じることがあるが，リンパ球は増加することが多い．
- **小児**では白血球数（好中球）は感染の指標としての感度・特異度は高くない．
- 高齢者では感染時の白血球の上昇が鈍いこともある．
- 好酸球の増加は**アレルギー**で生じることが多い．

文献
1）「がんのリハビリテーションベストプラクティス」（日本がんリハビリテーション研究会/編），金原出版，2015

第1章 検査値のキホン〜リハで必要なとこだけ〜

1）血液検査（有形成分）
［血球系］
② Hb（ヘモグロビン）

田屋雅信

◆ Hbの基準値

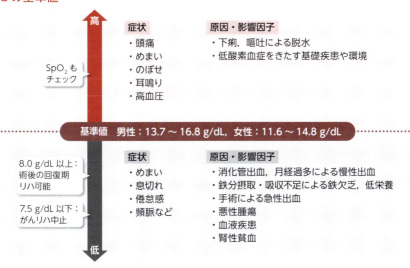

◆ Hbとは

- Hbは赤血球中の蛋白であり，酸素と結合することで全身に酸素を運搬する．その増減により症状が出現するのでリハの際に確認する．

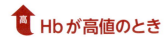
Hbが高値のとき

症状	● 頭痛 ● めまい ● のぼせ ● 耳鳴り ● 高血圧
病態	● 体水分量の低下により相対的にHbが増加する（相対的多血症）． ● 低酸素に対する赤血球の産生（エリスロポエチン産生）の増加（二次性多血症）によりHbも増加する．
原因・影響因子	● 下痢，嘔吐による脱水 ● 低酸素血症をきたす基礎疾患（COPD，先天性心疾患）や環境（高地）

リハスタッフが確認すべきこと

- 下痢・嘔吐による体水分量の低下は，循環血液量の低下にともない頻脈になる傾向があるため，心拍数を確認する．こまめに水分補給を促してもよい．
- Hb高値の場合もSpO_2を評価し，**低酸素血症**の有無を確認する．
- Hb高値のときには血液粘度が高まるので，他の凝固系検査値や抗凝固療法の有無も確認する．
- 喫煙や肥満などの生活習慣によりHbが上昇することもあるため，**生活習慣**を問診する．

Hbが低値のとき：貧血

症状	・めまい ・息切れ ・倦怠感 ・頻脈 ・易疲労性 ・手足の冷感 ・血色不良（チアノーゼ）
病態	・骨髄での産生低下（エリスロポエチン産生抑制など）によりHbが減少する． ・赤血球の破壊亢進（溶血）によりHbが減少する．
原因・影響因子	・消化管出血，月経過多による慢性出血 ・鉄分摂取・吸収不足による鉄欠乏，低栄養（蛋白質不足） ・手術による急性出血 ・悪性腫瘍 ・血液疾患 ・腎性貧血

リハスタッフが確認すべきこと

- Hbが減少すると酸素の運搬能力が低下するので低酸素血症，各種臓器への酸素不足にともなう症状（チアノーゼ，易疲労性）を確認し，リハ時SpO_2が91％未満では休憩をしたほうがよい．
- 手術後急性期では**手足の冷感**，眼瞼結膜も含む**血色（チアノーゼ）**を評価する．
- 血中酸素濃度の低下に対し心拍数の増加で代償するため，安静時ならびに**労作時頻脈**の有無を確認する．**心拍数が110 bpmより高値とならないように注意する**．

リハプログラム

禁忌

- Hb高値でリハが禁忌となることはないが，**貧血の進行**は医師への確認が必要である．
- 輸血が必要な場合はリハを一時中止し，医師の許可が出たら再開する．
- 心臓外科手術後において，貧血だが**Hb 8 g/dL以上**で改善傾向の場合，回復期運動療法へ移行できる[1]．
- がんリハの実施基準では**白血球3,000/μL以下，Hb 7.5 g/dL以下，血小板2.0×10⁴/μL以下**のいずれかにあてはまるとリハ中止となる[2]．

> **注意点**
>
> - 貧血にともなう症状や，安静時・運動中の心拍数，SpO_2 の変動によりリハ中止となることが多い．

 サイドメモ

- **鉄欠乏性貧血**は偏食，節食（ダイエット）による鉄分の摂取不足，胃切除後による吸収不足が考えられる．
- 頻出検査ではないが下記のような時に，**血清エリスロポエチン**を確認する．
  - ▶ 低酸素にともない血清エリスロポエチンも上昇している場合，**二次性多血症**の可能性が高い．低酸素血症（SpO_2 91％未満）が注意点となる．
  - ▶ 腎機能障害がある場合エリスロポエチン産生が低下するので貧血の有無を確認する．

文 献

1) 「循環器病の診断と治療に関するガイドライン：心血管疾患におけるリハビリテーションに関するガイドライン（2012年改訂版）」（合同研究班参加学会/編），2015
2) 「がんのリハビリテーションベストプラクティス」（日本がんリハビリテーション研究会/編），金原出版，2015

第1章 検査値のキホン～リハで必要なとこだけ～

1) 血液検査（有形成分）
[血球系]

③ PLT（血小板）

田屋雅信

◆ 血小板の基準値

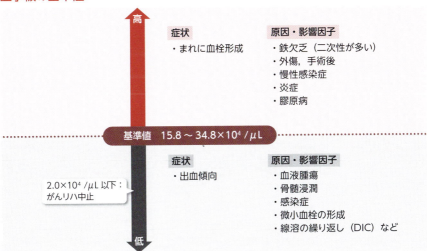

◆ 血小板とは

- 血小板とは骨髄や肝臓により産生され，血管壁などの創傷に対し凝集して止血する作用をもつ．
- 血小板は止血機能の評価だけでなく，**肝疾患・血液疾患**の診断に利用される．

血小板が高値のとき

症状	● まれに血栓形成
病態	● 骨髄での造血幹細胞から血小板への分化が亢進する.
原因・影響因子	● 鉄欠乏（二次性が多い） ● 外傷，手術後 ● 慢性感染症 ● 炎症 ● 膠原病

リハスタッフが確認すべきこと

- 血液疾患（一次性）なのか，基礎疾患から生じた二次性なのかを確認する．
- 血小板が高値であっても特にリハ介入時に対処することはなく，感染などの影響因子により生じる他の血液検査の異常（白血球上昇など）を確認する．

 ## 血小板が低値のとき

症状	● 出血傾向
病態	● 骨髄で血小板の産生が低下する. ● 末梢での血小板の破壊が亢進する. ● 血小板の消費が亢進する. ● 血小板の脾臓での破壊が亢進する.
原因・影響因子	● 血液腫瘍 ● 骨髄浸潤 ● 感染症 ● 微小血栓の形成 ● 線溶の繰り返し（播種性血管内凝固症候群：DIC） ● 肝硬変 ● 脾臓機能亢進

リハスタッフが確認すべきこと

- がん患者に対する化学療法では骨髄抑制が生じるため，血球系検査がリハの中止基準の1つ（白血球3,000/μL以下，Hb 7.5 g/dL以下，血小板2.0×10^4/μL以下）となっている．
  - ▶ 治療期間と検査値の変化に注意し，特に血小板の値によって**運動強度**を考慮する必要があるので2.0×10^4/μL以下の場合，主治医に確認する．

- DICでは血小板以外にも**血液凝固系**を確認する．微小血栓による**臓器障害**（循環障害，出血症状，脳を中心に中枢神経症状，多臓器不全）の有無を確認し，各種症状を認めた場合は重篤であるため，リハは禁忌となることが多いので医師に介入の可否を確認する．

リハプログラム

禁忌

- がん患者で**血小板2.0×10⁴/μL以下**でリハが禁忌となる．

注意点

- 出血傾向の場合は外傷だけでなく労作時の血流促進や血管への負担による各種臓器の出血に注意する．
- 出血にともない血小板の値が急激に低下している場合には貧血などを合併しているので**頻脈**などに注意する．

サイドメモ

- 血小板の増減は抗血小板薬（アスピリンなど）や抗凝固薬（ワルファリンなど）服用時の薬効のモニタリングとはならない．
- 高齢者でも生理的に若年者と変わらないことが多い．

文献

1）「がんのリハビリテーションベストプラクティス」（日本がんリハビリテーション研究会/編），金原出版，2015

1) 血液検査（有形成分）
[血液凝固]
④ APTT, PT-INR, FDP, D-ダイマー

田屋雅信

◆ 凝固系と線溶系

- 血栓の形成と分解は血栓をつくる**凝固系**と液体に戻す**線溶系**に分かれる．凝固系が凝集すると血栓となり，血栓があると線溶系が働きFDP（フィブリン分解産物），FDP分解後のD-ダイマーが増加する．
- 凝固系検査は出血傾向の評価・抗凝固治療のフォロー・血友病の診断・肝機能の評価に利用される．線溶系検査は肺塞栓症（PE）・深部静脈血栓症（DVT）の診断に利用される．

1) 凝固系

◆ APTT，PT-INRの基準値

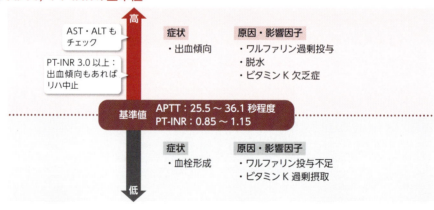

◆ APTT，PT-INRとは

- 凝固系が働いて血液が凝固するまでの時間（プロトロンビン時間：PT）とPT-INRは同義である．

- ▶ PTは試薬によって測定値にばらつきが生じやすいことから，国際標準比で補正したPT-INRが指標として用いられる．**ワルファリンの効果判定指標**となる．
- 活性化部分トロンボプラスチン時間（APTT）は，異物に接することで血液が凝固する機序を再現した検査である．**ヘパリンの効果判定**として利用される．

🔺高 APTT，PT-INRが高値のとき

症状	出血傾向
病態	凝固因子の産生能が抑制される．
原因・影響因子	・ワルファリン過剰投与 ・脱水 ・ビタミンK欠乏症

リハスタッフが確認すべきこと

- 出血症状（内出血など）を確認し，認められた場合は出血を助長することとなるため**過度の運動は控えた方がよい**．
- 食事状況を確認したうえで不足していれば医師の指示により**ビタミンK**を補充することもある．
- 肝機能障害によっても凝固系が高値となるのでAST・ALTも確認する．

🔻低 APTT，PT-INRが低値のとき

症状	血栓形成
病態	凝固因子の産生能が亢進する．
原因・影響因子	・ワルファリン投与不足 ・ビタミンK過剰摂取

リハスタッフが確認すべきこと

- ワルファリンの内服状況を確認する．
  - ▶ 飲み忘れを確認する．
  - ▶ 晩酌をする人は服用するタイミングを夜から朝に変更する（飲酒後は7時間以上あける）．
- 食事状況を確認する．

- ワルファリンの効果が低下するため，**ビタミンKが豊富に含まれる食品は禁忌**である．
- 絶対に摂取してはいけない食品は，**納豆**，**クロレラ**，**青汁**である．サプリメントにもクロレラなどが含まれているので注意する．
- 緑黄色野菜や海藻類は多少であれば摂取してもよいので，便秘にならない程度に摂取してもらう．

リハプログラム

禁忌
- **PT-INR高値**（3.0以上）で**出血傾向**の場合にはリハを中止する．

注意点
- **出血**，**血栓形成**にともなう症状に注意する．

2) 線溶系

◆ FDP, D-ダイマーの基準値

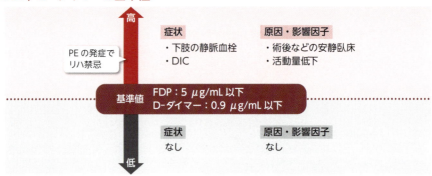

◆ FDP, D-ダイマーとは
- 出血にともない血小板が凝集して止血されるが，引き続いて血液凝固因子が活性化されフィブリン血栓が形成される（形成される時間はPT，APTTである）．血栓は長時間血管内にあることで血流障害を生じるため線溶系が働き溶解を開始する．その際に生成されるのがFDP，D-ダイマーである．

🔺 FDP，D-ダイマーが高値のとき

症状	・下肢の静脈血栓 ・播種性血管内凝固症候群（DIC）
病態	・血栓形成により線溶系が亢進する．
原因・影響因子	・術後などの安静臥床 ・活動量低下

リハスタッフが確認すべきこと

- DVTの評価として下腿浮腫やHomans sign（膝伸展位での足底背屈他動運動時や圧迫による下腿三頭筋痛）を確認する．新規発症していれば医師に指示を仰ぐ．
- DVTによる肺塞栓はショック状態となるのでリハ中であればリハスタッフも**救急処置が必要**となる．

リハプログラム

禁忌

- 解離性大動脈瘤では，**FDP40μg/mL未満で短期リハコース**，**FDP40μg/mL以上で標準リハコース**となり，離床プログラムが変わる．
- PEの発症はリハの禁忌となる．

注意点

- 再解離の症状（背部痛，胸痛，血圧上昇）に注意する．

3) サイドメモ

- 心臓外科手術後は**PT-INRを2.0前後**でコントロールする．PT-INRは血液凝固薬のコントロールで使用する．
- 高齢者は**食事状況**や**脱水**に注意する．
- DVTやPEでは血栓を溶かすために線溶系のD-ダイマーが上昇するが，病態・病期によって上昇しない場合（APTTも同様）もあるため総合的に判断することが多い．
- 播種性血管内凝固症候群（DIC）は通常出血にともない生じる血液凝固が全身の血管内で生じる重篤な症候群である．DICは血小板，PT-INR，FDPなどの測定値から点数付けされ診断される．

2）血液検査（血清）
［栄養］
① Alb（アルブミン），TP（血清総蛋白）

田屋雅信

◆ Alb の基準値

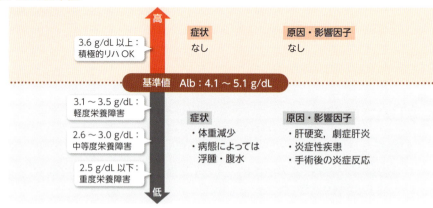

TP の基準値は 6.6 ～ 8.1 g/dL である．

◆ Alb とは

- 血液中に含まれている蛋白質の総称を総蛋白（TP）といい，TP の主な成分は Alb である．Alb は肝臓で産生される．
- エネルギー代謝には蛋白質の同化（合成）と異化（分解）がある．このバランスが保持されていれば体重は維持される．同化が促進すれば体重が増加し，栄養状態が悪く異化が亢進（かつ同化の低下）すれば体重が低下する．
- TP や Alb は栄養指標の 1 つである．リハでは Alb を指標とすることが多い．
  ▶ Alb が **3.6 g/dL 以上**（かつ **BMI 22 以上**の体重）で積極的なリハを行う．
  ▶ また，低栄養による浮腫や皮膚弾力性の低下，皮下脂肪や筋組織の低下による骨突出が生じ褥瘡を発生させる．**Alb が 3.5 g/dL 以下**で**褥瘡リスク**が高いとされている．
- Alb 低下かつ体重減少を生じている場合には栄養療法の併用を検討すべきである．

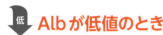 Albが低値のとき

症状	・体重減少 ・病態によっては浮腫・腹水
病態	・肝臓でのAlbの産生が低下する． ・蛋白質の分解が亢進する．
原因・影響因子	・肝硬変，劇症肝炎 ・炎症性疾患 ・手術後の炎症反応

リハスタッフが確認すべきこと

- 食事を摂取困難な場合があるため，**嚥下機能**を多職種で評価し，経口摂取の際は良肢位で行えるよう介入する．
- 食事摂取量，食事内容（カロリーなど）を評価する．摂取不足の場合は医師，栄養士と相談する．
- **BMI 22以下**の体重，短期間での**体重減少**の有無を確認する．
- 四肢周径や体組成計で**骨格筋量の低下**の有無を評価する．
- 浮腫・腹水の有無による**褥瘡**，**消化器症状**（腸蠕動低下など）を確認する．
- Albは，CRPの上昇や炎症にともなって分解されるため，その値が低下してしまう．炎症が強い場合はAlbのみで評価せず，実際の食欲や食事量も**問診**する．

リハプログラム

禁忌

- Albの低下が直接リハの禁忌となることはない．

注意点

- 栄養状態が悪い時（Alb 3.0 g/dL未満）は，低体重（BMI 18.5未満）や他の栄養評価（CNRI, CONUTスコアなど）で総合的に判断し，運動負荷量を制限して栄養改善を図る方がよい場合がある（**第3章-10**参照）．その際は医師に相談する．

サイドメモ

- Albは炎症により低下することもあるので，Albだけでなく体重やリンパ球（2,000 /mm²以下），Hb（**第1章1-2参照**）なども評価する必要がある．
- 慢性閉塞性肺疾患（COPD），慢性心不全（CHF）は，炎症性疾患の1つであり，食事状況にかかわらず病態の悪化にともないAlbが低下する．
- 手術後のAlb低下は手術侵襲による炎症やドレーン排液からの漏出が主原因となる．食事再開後に改善しない場合は，**食事量**や**栄養状態**の評価を行っていく．
- 加齢にともないAlbは低下し，**易感染性・褥瘡・術後の合併症**（創傷治癒の遅延・浮腫）が生じやすくなる．
- そのほかの栄養指標としてGNRIがある（**第3章-10参照**）．

2）血液検査（血清）
［腎機能］
② BUN（尿素窒素）

猪熊正美

◆ BUN の基準値[1)]

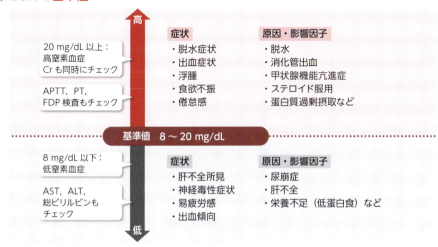

◆ BUN とは

- BUN とは，尿素由来の窒素量を示す単位であり，主に肝臓や腎臓の状態を表すための検査である．
- BUN は食事で摂った蛋白量に影響され，直接腎機能を把握することができないため，食事の影響を受けない Cr も同時に確認し腎機能を理解する．

BUNが高値のとき

症状	・脱水症状（めまい，頭痛，悪心，痙攣，意識障害） ・出血症状（手足の点状出血，あおあざ，皮下出血，鼻出血，歯肉出血，血痰，喀血，タール便） ・浮腫 ・食欲不振 ・倦怠感
病態	・心不全や腎不全などによる脱水で循環血液量・腎血流量が減少し糸球体で濾過される血漿も減り，尿素が血中に蓄積されBUNが上昇する． ・腸管内出血では腸管内に出た赤血球，血清蛋白が窒素源となり，BUNが上昇する．
原因・影響因子	・脱水（水分摂取量の不足，嘔吐，発熱，多量発汗，多尿） ・消化管出血 ・甲状腺機能亢進症 ・ステロイド服用 ・蛋白質過剰摂取 ・血小板機能障害，凝固機能障害，炎症傾向 ・アミノ酸輸液，Alb輸液，筋肉挫滅，火傷，癌

リハスタッフが確認すべきこと

- BUNが高値である場合，出血傾向がないか確認する．
  - ▶ BUNの上昇があり出血傾向が疑われた場合，臨床症状で**点状出血・紫斑・歯肉出血**がないか確認する．その後に凝固・線溶スクリーニングとしてAPTT, PT, FDP検査を確認する．
  - ▶ **出血傾向がある場合**はリハを中止し，主治医に報告する．また，脱水症状がないかも確認する．
- 脱水傾向がある場合は，体動により血圧が低下することもある．
  - ▶ リハを中止するか，体動時に血圧が低くならないか確認する．
  - ▶ 体動時の血圧を主治医か担当看護師に報告する．
- 温度板でIN/OUTバランスをチェックし，フィジカルアセスメントで局所を確認する．
  - ▶ 口腔内乾燥，熱発，手指の冷感，ハンカチーフサイン（図1）を確認する[1]．

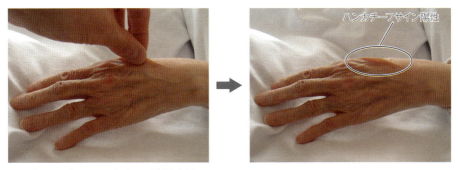

図1 ● ハンカチーフサインの確認方法
前腕あるいは胸骨上の皮膚をつまみ上げて放し，2秒以内に皮膚が元の状態に戻れば正常．皮膚の皺が2秒以上持続すると脱水を疑う．

BUNが低値のとき

症状	・肝不全所見（黄疸，腹水） ・神経毒性症状（不随意運動，姿勢保持困難，多幸気分，異常行動，せん妄，言語障害） ・易疲労感 ・出血傾向
病態	・重度の肝不全では，肝での尿素の合成が低下するためBUNが低値となる．また，低蛋白食や蛋白同化ホルモン使用後は低値となる． ・妊娠中は，腎血流量が増加し，胎児に蛋白源を供給するためのBUNが低値となる．
原因・影響因子	・尿崩症 ・肝不全 ・栄養不足（低蛋白食） ・蛋白同化ホルモン ・妊娠

リハスタッフが確認すべきこと

- BUNが低値の場合，肝不全が疑われるので，AST・ALT，総ビリルビンを確認し，**黄疸・腹水**がないか評価する．
  - ▶ **AST・ALTがともに200 IU/L以上**の値を示し**肝不全所見**があれば，リハを中止し主治医に報告する．
- BUNは食事の蛋白量でも左右されるので，食事内容の蛋白量を確認する．

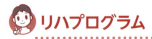
リハプログラム

禁忌

- BUN高値による**高度な脱水**，**出血傾向**はリハ禁忌となる．
- BUNが高値で**腎機能障害が進んでいる場合**，運動療法は中止が望ましく，ADL練習の実施に関しては医師に確認する[2]．
- BUNは腎前性の腎障害の影響を受けやすいので，BUNのみで腎機能障害を評価してはならない．脱水，出血源，高蛋白食摂取，蛋白異化亢進をきたす病態，消化管出血など，その原因を探ることが大切であり，総合的に病態を把握しリハ介入の可否やプログラム立案をする[2]．

注意点

- 高蛋白食の摂取，激しい運動により高い値を示す傾向がある．

サイドメモ

- 女性は男性と比較し10〜20％低い値となる傾向があるので**男女差**を考慮する[3]．
- BUNは食事や運動の影響を受けるが加齢にともない老人特有の脱水状態，貧血や，腎盂・輸尿管などの閉塞で徐々に上昇する．

文 献

1) 今井圓裕：血液検査．「腎臓リハビリテーション」（上月正博/編著），pp76-77，医歯薬出版株式会社，2012
2) 宮崎真理子：腎臓機能障害の症状・症候と検査．「腎臓リハビリテーション」（上月正博/編著），pp60-64，医歯薬出版株式会社，2012
3) 「臨床検査のガイドラインJSLM2015」（日本臨床検査医学会ガイドライン作成委員会/編），日本臨床検査医学会，2015

第1章 検査値のキホン〜リハで必要なとこだけ〜

2）血液検査（血清）
［腎機能］
③ Cr（クレアチニン）

猪熊正美

◆ Crの基準値

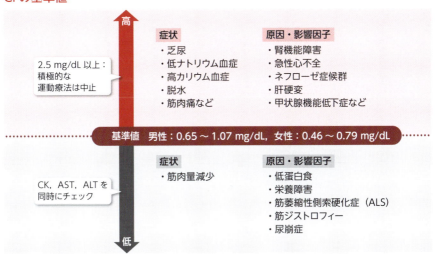

◆ Crとは

- Cr（クレアチニン）は筋内のクレアチンの代謝産物である．
- 腎機能や栄養状態の指標となる．

Crが高値のとき

症状	・乏尿 ・低ナトリウム血症 ・高カリウム血症[1] ・脱水 ・筋肉痛 ・浮腫 ・高血圧
病態	・心不全，脱水などにより腎血流量が減少し乏尿となる． ・体外への排出が少なくなり全身に浮腫が認められるようになる． ・また，循環血液量が過剰となり血圧が高値となる． ・腎機能障害になると体内水分量の増加によって血中Naが希釈され低ナトリウム血症となる． ・また腎機能低下になるとKを尿中に排出できなくなり高カリウム血症になる[2]．
原因・影響因子	・腎機能障害（腎前性，腎性，腎後性） ・急性心不全 ・ネフローゼ症候群 ・肝硬変 ・甲状腺機能低下症 ・心因性多飲 ・巨人症 ・激しい運動

リハスタッフが確認すべきこと

- 病棟では温度板で尿量，全身の浮腫を確認し血圧をチェックする．
- 外来，訪問リハでは全身浮腫と血圧，体重のチェックをする．同時に薬の飲み忘れがないかを確かめ，普段の飲水・塩分量も確認する．
- 激しい運動によりCrが上昇するため，**介入前の運動量・運動負荷量も**確認するとよい．
- 腎機能障害がある場合は薬物の腎排泄が遅延するため，患者が内服している薬の副作用を確認し症状が出現していないかチェックする．
- **急性腎不全・急性心不全症状**があれば，リハは中止し主治医に報告する．

Crが低値のとき

症状	● 筋肉量減少
病態	● 筋肉量が減少することにより，相対的にCr産生が低くなり低値となる．
原因・影響因子	● 低蛋白食 ● 栄養障害（低栄養や長期臥床） ● 筋萎縮性側索硬化症（ALS） ● 筋ジストロフィー ● 尿崩症

リハスタッフが確認すべきこと

- Crは，低蛋白や筋肉量減少時に低値になる．そのため，食事に含まれる蛋白量を確認し，四肢周径を測定し骨格筋の状態を把握する．
- 血清中筋原性酵素であるCK，AST，ALT（**第1章2-5**参照）を同時にチェックし，筋線維が障害されていないか確認する．

リハプログラム

禁忌

- 急性心不全，慢性心不全急性増悪により腎機能障害が進行し**Crが上昇**（Crが2.5 mg/dLより高値）している場合はリハは禁忌，または医師に確認する．
- 筋ジストロフィーやALSの患者でCrや筋原性酵素血清（CK，AST，ALT）が上昇傾向の場合はリハのプログラム内容を変更する必要がある[3]．

注意点

- 筋ジストロフィーやALSなどの疾患は過度な負荷により筋線維の破壊が容易に起こるので**運動量や負荷量**には注意する．また，筋力増強を目的とした**レジスタンストレーニングは推奨すべきではない**[3]．

サイドメモ

- 腎機能障害ではCrのみで判断するのではなく**他の検査値**（BUN，eGFR，尿検査）や**臨床所見**（浮腫，尿量）などを総合的に評価し判断する（**第2章5-2**参照）．

- Cr総量は筋肉量に依存するので，骨格筋量が多い男性の方が正常値も高くなる．
- 心不全が増悪傾向であればCrの上昇とともに尿量が減り体重が増え，体内水分量が増えることがある．
  - ▶ 体内水分量が過剰になった場合，電解質のバランスが乱れるため**不整脈**に注意する．また心不全症状があれば**過度な運動を避けるかリハを中止する**．
- 加齢にともない腎血流量と腎機能の低下が起こり，Crが上昇する．しかし，筋肉量の減少した高齢者ではCrが低値を示すため，検査値を確認するときは留意が必要である．
- **腎前性**：循環障害（脱水，ショック，大量出血，うっ血性心不全など）など全身疾患のため腎臓への血流が低下し起こる腎障害．
- **腎性**：腎臓の糸球体や尿細管に原因があり腎臓そのものに障害が発生したために起こる腎障害．
- **腎後性**：腎臓より下部の尿路（尿管・膀胱・尿道）に原因があることで起こる腎障害．

文　献

1） 今井圓裕：血液検査．「腎臓リハビリテーション」（上月正博/編著），pp76-77，医歯薬出版株式会社，2012
2） 宮崎真理子：電解質異常．「腎臓リハビリテーション」（上月正博/編著），pp64-69，医歯薬出版株式会社，2012
3） 「デュシェンヌ型筋ジストロフィー診療ガイドライン2014」（日本神経学会，他/監），南江堂，2014

第1章 検査値のキホン～リハで必要なとこだけ～

2）血液検査（血清）
［腎機能］

④ eGFR（推定糸球体濾過量）

猪熊正美

◆ eGFRの基準値[1]

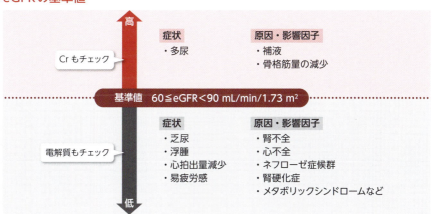

◆ eGFRとは

- eGFRとは，糸球体で産生される原尿の量を測定し，体表面積を補正し腎機能を包括的に表した指標であるGFRの値を，性別・年齢とCrから推定した値である．
- eGFR（mL/min/1.73 m^2）の計算式は以下の通りである．
  - 男性：$194 \times Cr^{-1.094} \times 年齢^{-0.287}$
  - 女性：$194 \times Cr^{-1.094} \times 年齢^{-0.287} \times 0.739$

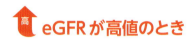
eGFRが高値のとき

症状	多尿
病態	・循環血液量・腎血流量が減少し糸球体濾過量が増加する． ・筋肉量が増加し相対的なCrが下降する．
原因・影響因子	・補液 ・骨格筋量の減少

リハスタッフが確認すべきこと

- eGFRは，**骨格筋量**が減少したときに高値を示す．そのため，**四肢周径**を測定し，骨格筋量をスクリーニングする．
- eGFRは，**循環血液量**が増加したときに高値を示す．
- 循環血液量については，補液量や点滴量に加えて飲水量も確認する．過剰な水分を摂取していた場合には飲水指示を確認し，ペットボトル何本まで摂取できるかを具体的に指導する．また，病棟での摂取量の把握を看護師に依頼する．
- eGFRはCr値に影響されるため，Cr値も同時に確認する．
- 補液や点滴により循環血液量が変化するため，採血前の補液量や点滴量に変化があったか確認する．

eGFRが低値のとき

症状	・腎不全症状（乏尿，浮腫，蛋白尿，腹水，高血圧） ・心不全症状（心拍出量減少，労作時呼吸困難，頻脈，低血圧，胸水貯留，浮腫，頸静脈怒張） ・易疲労感
病態	・多岐にわたる原因により腎機能が低下し代謝老廃物の排泄，血圧調整，水分，電解質，造血調整が利かなくなり体内の水分バランスが悪くなることでeGFRが低下する． ・心拍出量の低下にともない腎血流量が低下し水分調整異常が起こる．
原因・影響因子	・腎不全 ・心不全 ・ネフローゼ症候群 ・腎硬化症 ・メタボリックシンドローム（高血圧，糖尿病，脂質異常症） ・横紋筋融解症 ・高齢

リハスタッフが確認すべきこと

- 過度な運動によりCrが上昇するためeGFRが低値となる．eGFRが低値のときは，心不全をきたしている場合がある．**CrやBNPの上昇**があり，**心不全症状が認められればリハは中止**し主治医に報告する．
- 普段運動していない人が急な運動をしていないか，長時間の過酷な筋肉の使用・登山・マラソンを実施したか確認する．
- 循環動態の安定を把握するため温度板において**最低でも3日間**の尿量・体重の推移を確認し，心不全・腎不全所見がないかを四肢の冷感・浮腫の有無で確認する．
- eGFRが低値の場合は電解質（Na^+・K^+・Cl^-・HCO_3^-）も同時に確認する．
- 外来リハにおいても体重の推移を確認し，食事内容（塩分量）や水分量が過多になっていないか聴取する．

リハプログラム

禁忌

- **急性心不全，慢性心不全の急性増悪**により腎機能障害が進行しeGFRが低下しCrが上昇している場合はリハ禁忌，または医師に確認する．
- **eGFRの急激な低下**とともに**蛋白尿**が認められた場合，**運動療法は禁忌**となる．

注意点

- eGFRの低下時には運動量・負荷量に十分に注意する．

サイドメモ

- 腎不全の1つとして運動後急性腎不全が知られている．運動種目ではトラック競技で短距離を全力疾走した後に多く発症している．
  - 運動後1～48時間，主に3～12時間後に多く発症する．使用した四肢筋ではなく，腎臓からと思われる腰背部痛や悪心・嘔吐も伴うこともある[2]．微熱やCRP陽性も併発する．
  - 腎は安静時には心拍出量の1/5の血液供給を受けるが，運動時には骨格筋・肺・心臓への血液配分率が高まり激しい運動時には50～75％も低下するためと考えられている．
- eGFRは低下するにつれて死亡，心血管疾患，脳卒中の発症率が増加し，eGFRが

15未満の患者では3年以内に末期腎不全になる確率が急激に高くなる[3].
- 加齢にともない，腎血流量・糸球体濾過量・尿細管分泌が減少しeGFRは低下する．
    - ▶ 高齢者へ介入する際には，不可逆的に腎機能が低下していることを理解しておく必要がある．
- **代謝性アシドーシス**：eGFRが25以下になると代謝性アシドーシスが出現し骨代謝障害，筋肉量減少，栄養不足，腎障害を促進する．
- **代謝性アルカローシス**：有効循環血漿量が低下するとeGFRが低下し，Na^+・HCO_3^-が排出されずアルカローシスが進行する．

文 献

1) 今井圓裕：血液検査.「腎臓リハビリテーション」(上月正博/編著)，pp80，医歯薬出版株式会社，2012
2) Ishikawa I：Acute renal failure with severe loin pain and patchy renal ischemia after anaerobic exercise in patients with or without renal hypouricemia. Nephron, 91：559-570, 2002
3) Obi Y, et al：Impact of age and overt proteinuria on outcomes of stage 3 to 5 chronic kidney disease in a referred cohort. Clin J Am Soc Nephrol, 5：1558-1565, 2010

2）血液検査（血清）
［肝機能・胆道系］
⑤ ALT・AST（トランスアミナーゼ）

猪熊正美

◆ ALT・ASTの基準値

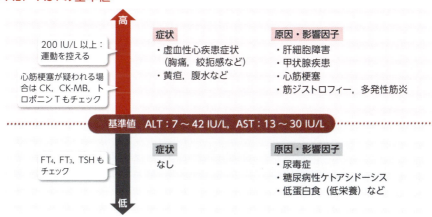

◆ ALT・ASTとは

- ALT・ASTはいずれもトランスアミナーゼとよばれる酵素で，人体の重要な構成要素であるアミノ酸をつくる働きをしている．肝細胞に多く存在し，**肝細胞障害**で血中に逸脱し酵素活性が上昇する．

ALT・ASTが高値のとき

症状	● 虚血性心疾患症状（30分以上続く胸痛，絞扼感，前胸部・胸骨下・左上腕・頸部にかけての放散痛） ● 黄疸，腹水 ● 有痛性筋痙攣 ● 嘔気，嘔吐 ● 倦怠感，易疲労感
病態	● 臓器，組織が障害を受けた際に，細胞の破壊や膜の透過性が亢進するのにともない細胞内よりALT・ASTが血中に逸脱し値が上昇する[1]．
原因・影響因子	● 肝細胞障害：劇症肝炎，ウィルス性肝炎，肝硬変，ショック肝，脂肪肝（アルコール性肝障害，高コレステロール食） ● 甲状腺疾患（甲状腺機能亢進症，甲状腺機能低下症） ● 心筋梗塞 ● 筋ジストロフィー，多発性筋炎，多発性硬化症（MS）

リハスタッフが確認すべきこと

- ALT・ASTが高値の場合，**肝機能障害**を疑う．
- 肝機能障害の症状でもある，下記の症状がある場合はリハを中止し，主治医に報告する．
  ▶ 肝機能障害による**有痛性筋痙攣**が1日に1回以上ある．
  ▶ 肝機能低下を把握するため，1日に2回以上の**嘔吐**，あるいは30分以上の**嘔気**が月に7日以上ある．
  ▶ 肝機能障害の重症度を把握するため，1日1時間以上の安静臥床を必要とするほどの強い**倦怠感**および**易疲労感**が月7日以上ある．
- ショック肝では，ショックの改善とともにAST値の異常は急速に改善する．
- ALTとASTとの比が，疾患相互の鑑別に有用である[1]．ALT値に比べAST値が有意に高値を示す場合（AST/ALT＞1）はアルコール性肝障害，肝硬変，筋疾患，溶血を考える．
- 肝硬変の症状（腹水，黄疸）がないか確認する．
- 心筋梗塞が疑われる場合はAST以外にCK，CK-MB，トロポニンTの値も確認する．

ALT・ASTが低値のとき

症状	特に症状がないのが基本
病態	蛋白質の摂取が少ないと，AST酵素を産生できなくなる．
原因・影響因子	・尿毒症 ・糖尿病性ケトアシドーシス ・低蛋白食（低栄養） ・蛋白同化ホルモン ・妊娠 ・甲状腺疾患（甲状腺機能亢進症，甲状腺機能低下症）

リハスタッフが確認すべきこと

- ALT・ASTが低値の場合，甲状腺疾患が疑われる．甲状腺に関連する検査であるFT_4，FT_3，TSHを確認し，高値を示していたときには**過負荷を避け**易疲労感には十分注意する．
  - ▶ 甲状腺疾患が疑われる場合，筋力低下・発汗・振戦・易疲労感を確認する．
- 食事量・蛋白摂取量が少ないと低値を示すため，検査前の食事内容や食事量を確認する．

リハプログラム

禁忌

- 以下にあてはまる患者ではリハ禁忌となる．
  - ▶ ALT・ASTの値が**200 IU/L以上に急上昇**している．
  - ▶ **肝炎の活動性が高い時期，脳症，腹水**がある．
  - ▶ 未治療の**食道静脈瘤**があり，易出血性の所見（F2，RCサイン陽性）がある．
- 最高酸素摂取量が70〜75％となる運動強度では血中のアンモニア濃度が増加する．そのため，最高酸素摂取量が50〜60％となる運動強度までとする[2]．

注意点

- 脂肪肝（NASHやNAFLDとよばれる病態）の場合には運動療法の重要性が高い．
- 慢性肝炎や肝線維症，進行していない肝硬変では，有酸素運動により肝機能の悪化やほかの身体的な問題が生じることはないといわれている[2]．

- 肝硬変患者では，運動強度が高いと門脈圧の上昇による**食道静脈瘤の出血**の危険性が増加したり，腎血流量が減少し**腹水が増加する**等の副作用が生じうる[2]．
- 肝硬変患者が早朝にウォーキングをする際には，おにぎりやパンを食べる等，炭水化物を補給したうえで実施する（糖をグリコーゲンとして貯蔵する能力が低下しているため）．

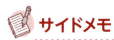
サイドメモ

- 甲状腺疾患では，甲状腺機能亢進症・機能低下症とともに，CKにも異常がみられる．
- 肝臓は加齢とともに体積重量・血液量が減少し，ALT・ASTが高値を示す．
  - ▶ 薬物代謝能の低下もみられるため，薬剤の処方内容や処方量を確認し，変更されている場合は検査値を把握しておく必要がある．

文 献

1) 石橋大海：AST/ALT．「検査値の読み方・考え方 第2版」（西崎　純，村田　満/編），pp83-85，2014
2) 加藤眞三：慢性肝炎・肝硬変患者のリハビリテーション．CLINICAL REHABILITATION，20：322-327，2011

2）血液検査（血清）
[肝機能・胆道系]
⑥ γGTP（γグルタミントランスペプチダーゼ）

猪熊正美

◆ γGTPの基準値

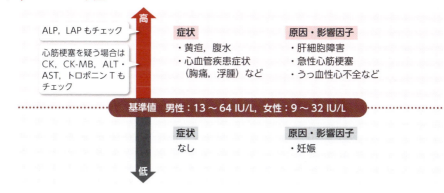

◆ γGTPとは

- γGTPとは，肝臓の解毒作用に関係している酵素である．肝臓や胆管の細胞がこわれるとき血液中に流れ出ることから**逸脱酵素**といわれている．

γGTPが高値のとき

症状	・黄疸,腹水 ・心血管疾患症状(胸痛,浮腫) ・尿・便の変色 ・皮膚掻痒感
病態	・胆汁うっ滞などで,膜結合γGTP分子の可溶化,胆汁中のγGTPの血中への逆流,毛細胆管上などのγGTP合成が亢進する. ・アルコールがマイクロゾーム中のγGTPを誘導し活性を増加させる.
原因・影響因子	・肝細胞障害(急性・慢性肝炎,肝硬変,アルコール性肝障害,肝内胆汁うっ滞) ・急性心筋梗塞,うっ血性心不全 ・抗痙攣薬,向精神薬の内服

リハスタッフが確認すべきこと

- γGTPが**単独で増加した場合**,アルコール量やアルコール摂取習慣を聴取する.
- γGTPは誘導酵素の1つであり,肝・胆道疾患時に他の誘導酵素(ALP,LAP)と変動することが多いのでALP,LAPも確認する[1].
- 心筋梗塞が疑われる場合はγGTP以外にCK,CK-MB,ALT・AST,トロポニンTの値も確認する(**第1章2-5,第1章2-8参照**).

γGTPが低値のとき

症状	・なし
病態	・妊娠時は女性ホルモンが多く分泌され,γGTPを低下させる.
原因・影響因子	・妊娠

リハスタッフが確認すべきこと

- アルコール摂取の習慣がない女性では10 IU/L以下になることがある.

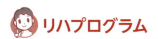# リハプログラム

禁忌
- **急性心筋梗塞**，うっ**血性心不全**の急性増悪の場合はリハ禁忌となる．

注意点
- γGTPが高値で，CK，CK-MB，ALT・AST，トロポニンTも高値であり**心筋梗塞**を疑う場合はリハを中止し，**12誘導心電図**を測定し，主治医に報告する．
- **肝炎，肝硬変**の有無を確認し**出血時には感染に注意**する．

サイドメモ

- 急性ウイルス性肝炎では，γGTPは100 IU/L以下の軽度の上昇にとどまることが多く，AST・ALTよりも若干遅れて推移する[1]．
- 日本酒に換算して1日2合以上の常連飲酒家では，約1/3に血清γGTPの異常値がみられる．この場合，AST・ALTはしばしば正常である．
- 加齢にともない肝・胆道系の機能が低下することでγGTPが上昇する．

文献
1) 司城博志：尿酸.「検査値の読み方・考え方 第2版」（西崎 統，村田 満/編），pp92-94, 2014

2) 血液検査 (血清)
［肝機能・胆道系］
⑦ Bil (ビリルビン)

猪熊正美

◆ ビリルビンの基準値[1]

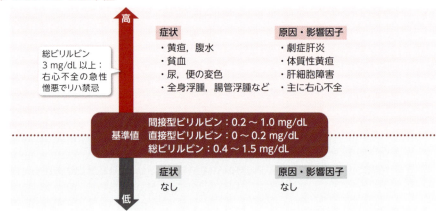

◆ ビリルビンとは

- ビリルビンは，古くなった赤血球が破壊される際に生成される色素であり，胆汁または尿から排出される．異常な上昇は**肝・胆道系の疾病**や**右心不全**が疑われる．
- 間接型ビリルビン（I-Bil）：肝臓で処理される前のビリルビンの濃度
- 直接型ビリルビン（D-Bil）：肝臓で処理された後のビリルビンの濃度
- 総ビリルビン（T-Bil）：間接型ビリルビン＋直接型ビリルビン
- ビリルビンの排出・流出障害時には，胆道系酵素であるALPやγGTP，総胆汁濃度が上昇する．

ビリルビンが高値のとき

症状	・黄疸，腹水 ・貧血 ・尿，便の変色 ・全身浮腫，腸管浮腫 ・皮膚掻痒感 ・食欲低下，消化不良 ・腎機能障害
病態	・胆汁うっ滞や胆管閉塞などにより正常に尿や便で排出されず，ビリルビンが血液中に漏出する．
原因・影響因子	・間接ビリルビン：劇症肝炎，Gilbert症候群，長期の絶食 ・直接ビリルビン：体質性黄疸，うっ血，肝内胆汁うっ滞 ・総ビリルビン：肝細胞障害，肝内胆汁うっ滞，閉塞性黄疸，溶血性貧血 ・主に右心不全

リハスタッフが確認すべきこと

- 黄疸がある時は，尿や便がいつもと違う色でないかも確認する．
- 間接ビリルビンが高値のときは肝臓以外の疾患が疑われ，直接ビリルビンが高値のときは肝機能の低下が疑われる．

 ## ビリルビンが低値のとき

症状	・病的意義は少ないので特記事項なし
病態	・なし
原因・影響因子	・低値であることによる臨床的意義はなし

 ## リハプログラム

禁忌

- 総ビリルビンが **3 mg/dL以上**で**右心不全の急性増悪**がみられる場合はリハ禁忌となる．

注意点

- 嫌気性代謝閾値を超えないような有酸素運動（自転車エルゴメーター，ウォーキング）を中心とした運動療法を実施する．

サイドメモ

- ビリルビンは，血清中の蛋白・アミノ酸などの影響を受けることがある．また，薬剤のなかにも測定値に影響するものがある．
- 胆囊造影剤，ICG（インドシアニングリーン）などは，ビリルビンと同様にAlbと結合するため，投与部位での競合が起こり，一過性に間接ビリルビンを上昇させる[1]．
- ビリルビンは加齢による変動は若干のみであり，臨床的には問題とならない．

文 献

1）石橋大海：尿酸．「検査値の読み方・考え方 第2版」（西崎 純，村田 満/編），pp79-82，2014

第1章 検査値のキホン〜リハで必要なとこだけ〜

2) 血液検査（血清）
[酵素]

⑧ CK（クレアチンキナーゼ）

田屋雅信

◆ CKの基準値

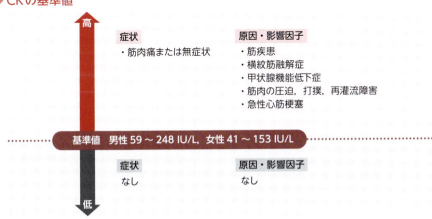

◆ CK-MBの基準値

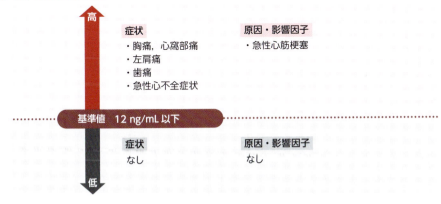

◆ CK，CK-MBとは

- CK（クレアチンキナーゼ）は，様々な筋に存在する酵素であり，MM・BB・MBの3種類が存在する．
  - ▶ **CK**（CK-MM）：主に**骨格筋**に由来する酵素
  - ▶ **CK-MB**：**心筋**に由来する酵素
  - ▶ **CK-BB**：**神経組織**に分布するが，障害による上昇はないので本稿では割愛する
- 筋障害の評価のために用いられる．
- 正常範囲を逸脱し高値を示した場合にのみ臨床的意義があるため，本稿ではCK高値について説明する．

CKが高値のとき

症状	● 筋肉痛または無症状
病態	● 骨格筋または心筋の障害（壊死）にともない，筋細胞内の成分が血中に流出することによりCKが上昇する．
原因・影響因子	● 筋疾患（皮膚筋炎，多発性筋炎，筋ジストロフィー） ● 横紋筋融解症 ● 甲状腺機能低下症 ● 筋肉の圧迫，打撲，再灌流障害 ● 急性心筋梗塞

リハスタッフが確認すべきこと

- CKが高値の場合，過度の運動の有無（筋肉痛の有無）だけでなく，薬剤性横紋筋融解症（主に脂質異常に対する**スタチン製剤**）が原因の場合もあるため，**内服状況**を確認する．
- 手術後の筋内血流への**再灌流障害**や，筋自体の圧迫等で生じる**コンパートメント症候群**では著しくCKが上昇する．筋損傷の程度を評価するためピーク値を確認する．
- 各種原因による**CK上昇がピークアウトする**まではリハ介入の可否を医師に相談する．

CK-MBが高値のとき

症状	● 胸痛，心窩部痛 ● 左肩痛 ● 歯痛 ● 急性心不全症状
病態	● 心筋細胞膜の障害（壊死）にともない，筋細胞内の成分が血中に流出することによりCK-MBが上昇する．
原因・影響因子	● 急性心筋梗塞

リハスタッフが確認すべきこと

- CKとCK-MBは心筋梗塞発症後**4～8時間で上昇**し，**12～24時間でピーク値**を迎える．ピーク値は**心筋壊死量**を反映し，重症度と関連しやすい．
- 心臓外科手術後急性期は，手術侵襲によるCK上昇だけでなく，心筋梗塞の新規発症も起こりうるため，CK-MB値も確認する．

リハプログラム

禁忌

- リハが禁忌となる基準は明確にはなく，病態（急激なCK上昇あるいは慢性的なCK高値）によって検討する必要がある．
- **胸痛**などの症状や新規発症が疑われるような**急激なCK値の上昇**時にリハを一時中止することがある．

注意点

- ピークCK値1,500～3,000 IU/Lをカットオフとしてクリティカルパスを分けている場合もある．
- ピークCK値・CK-MB値により重症度や発症後の経過が異なってくる．

サイドメモ

- CKは一般的な血液検査に含まれているので確認しやすい．急激な上昇を認めたら，医師と相談しながら追加検査を確認していく．
- 心筋梗塞では，CK-MBより感度・特異度が高く，早期に上昇しピーク値を迎える**心筋トロポニンT**を使用することが多くなってきた．
- 脳や神経疾患でCK-BBが上昇することはほとんどない．
- CKは骨格筋量に比例するので健常高齢者では低値となることもあるが，特に留意点はない．

第1章 検査値のキホン〜リハで必要なとこだけ〜

2）血液検査（血清）
[糖質]

⑨ 血糖，HbA1c

設楽達則

1）血糖

◆ 血糖の基準値

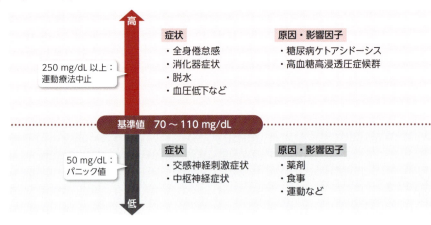

◆ 血糖とは

- 血糖値は血液中のグルコースの濃度で，糖尿病の診断には必須となる検査値である．（第2章5-1参照）
- 糖質の摂取により上昇し，絶食や運動・薬物で低下する．
- 午前4時頃に低下しやすく，就寝中に低血糖になることもある．

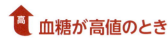
血糖が高値のとき

症状	● 全身倦怠感 ● 消化器症状 ● 脱水 ● 血圧低下	
	〔高血糖高浸透圧症候群〕 ● 頭痛 ● 痙攣 ● 振戦	〔糖尿病ケトアシドーシス〕 ● 激しい口渇 ● 多飲 ● 多尿 ● 体重減少 ● アセトン臭 ● クスマウル大呼吸
病態	● インスリン分泌低下,インスリン感受性低下などにより,肝の糖新生亢進,末梢組織でのグルコース利用が低下する. ● グルカゴン,アドレナリン,下垂体ホルモンは,インスリンの作用を抑制し血糖を上昇させる. ● 高浸透圧性昏睡時には,循環血液量の減少が起こり,グルコースの腎からの排泄障害が起こる.	
原因・影響因子	〔糖尿病ケトアシドーシス〕 ● インスリン注射の中止または減量 ● インスリン抵抗性増大 ● 感染 ● 心身ストレス ● 清涼飲料水の多飲 〔高血糖高浸透圧症候群〕 ● 薬剤(降圧利尿薬,グルココルチコイド,免疫抑制薬) ● 高カロリー輸液 ● 脱水 ● 急性感染症 ● 火傷 ● 肝障害 ● 腎障害	

リハスタッフが確認すべきこと

- 糖尿病の診断がついているか,糖尿病に対して治療が行われているかを確認する.
- ここ数日中にインスリン注射の中止または減量がないかを確認する.
- インスリンの注射忘れ,経口血糖降下薬の飲み忘れがないかを確認する.

血糖が低値のとき

症状	〔交感神経刺激症状〕 • 発汗 • 不安 • 動悸 • 頻脈 • 手指振戦 • 顔面蒼白など	〔中枢神経症状〕 • 頭痛 • 眼のかすみ • 空腹感 • 眠気 • 意識レベル低下 • 異常行動 • 痙攣など
病態	• インスリンが過剰分泌される． • 空腹時，肝での糖新生が低下する． • 末梢での糖利用が亢進する． • コルチゾールが不足する．	
原因・影響因子	• 薬剤（インスリン，スルホニル尿素薬の使用） • 食事（時間，炭水化物の摂取量），絶食 • 運動 • 摂食時のインスリン過剰分泌 • 膵島β細胞腫瘍 • インスリンや経口血糖降下薬の開始・増量，過剰投与 • アルコール摂取	

リハスタッフが確認すべきこと

- 低血糖が確認されたら，医師指示に基づいた適切な対処（ブドウ糖の摂取など）を行う．
- **50 mg/dL以下**でパニック値となり，意識レベルの低下・異常行動・痙攣などが出現し昏睡に陥る可能性がでてくるため，下記を確認する．
  - ▶ インスリン，スルホニル尿素薬など，低血糖を起こしやすい薬剤が使用されているかを確認する．
  - ▶ ここ数日中にインスリン注射や経口血糖降下薬（特にスルホニル尿素薬）の開始または増量があるかを確認する．
  - ▶ 直前の食事の内容（炭水化物の量など）と時間を確認する．
- 自己血糖測定が可能な患者の場合は，1日の血糖変動を把握しておく．
- 低血糖をより早期に発見するため，低血糖の経験の有無（経験がある場合は具体的な症状）を聴取する．
- 低血糖が起きた際の対処のため，ブドウ糖や飴などを携帯しているかを確認する．

2) HbA1c

◆ HbA1cの基準値

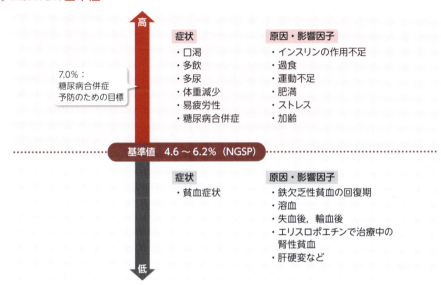

◆ HbA1cとは

- Hbが血中の糖と徐々に結合した糖化蛋白質である．
- 6.5％以上で「糖尿病型」と判定されるが，糖尿病の確定診断には血糖値が欠かせない．
- HbA1cが正常であっても高血糖と低血糖を繰り返していることがある（図1，高血糖や低血糖が起こらないという保証にはならない）．

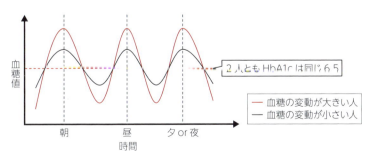

図1 ● 血糖値の上下とHbA1cの関係

- NGSP値とはHbA1cの国際標準値を表す略語である．わが国では，2014年以前までJDS値で表記されていた．現在ではNGSP値のみに統一されている．
- NGSP値はJDS値より約0.4％高い．

高 HbA1cが高値のとき

症状	・口渇 ・多飲 ・多尿 ・糖尿病合併症（網膜症，腎症，神経障害，動脈硬化性疾患，足病変など）	・体重減少 ・易疲労性
病態	・インスリン作用不足により慢性的に高血糖（平均血糖値が高い）状態が続く．	
原因・影響因子	・インスリンの作用不足 ・過食 ・運動不足	・肥満 ・ストレス ・加齢

リハスタッフが確認すべきこと

- 運動療法の禁忌などの可能性があるため，**糖尿病合併症**（網膜症，腎症，神経障害，動脈硬化性疾患，足病変など）の有無を確認する．
- 細小血管症の発症予防や進展の抑制には，**7.0％未満**を目指す．

HbA1cが低値のとき

症状	・貧血症状（皮膚蒼白，部熱，頻脈，労作時息切れ，倦怠感，頭痛，耳鳴り，めまい，失神，狭心症発作など）
病態	・赤血球寿命が短くなる． ・慢性的に低血糖状態が続く．
原因・影響因子	・鉄欠乏性貧血の回復期 ・溶血 ・失血後，輸血後 ・エリスロポエチンで治療中の腎性貧血 ・肝硬変 ・異常ヘモグロビン症 ・妊娠 ・持続性低血糖（インスリノーマなど）

リハスタッフが確認すべきこと

- 1日の血糖変動を把握するため空腹時血糖, 随時血糖, 75g経口ブドウ糖負荷試験結果を確認する.
- 貧血, 低血糖の経験 (経験がある場合は具体的な症状) の有無を確認する.

3) リハプログラム

禁忌

- **空腹時血糖値250 mg/dL以上**では運動療法は禁忌である.
- 糖尿病合併症に関連する疾患・症状 (増殖性網膜症による**新鮮な眼底出血**など) がある場合もリハは禁忌である.
  - HbA1cの数値はリハプログラムに影響しない. あくまで介入時の血糖値が基準となる.

注意点

- インスリン治療中の患者で, 運動前の血糖値が**100 mg/dL未満**の場合には低血糖予防のため吸収のよい炭水化物を1〜2単位摂取 (補食) することが望ましい.
  - 例:おにぎり1つ
  - リハの際に血糖が安定していない場合は, 運動前から血糖値が低いことがあるため, 直前の血糖値を確認する.
- 糖尿病患者は, 運動中だけでなく運動した日の夕方から翌日の夜間にかけて低血糖を起こすこともあるため, 運動後の経過を後日確認する.
- 運動により糖が骨格筋に取り込まれると, 血糖値が低下する (運動の急性効果) ため, 運動中・運動後の低血糖値に注意する.

4) サイドメモ

- 平均血糖値とHbA1cの関係は後述の式であらわされる．
  - 推定平均血糖値（mg/dL）＝ 28.7×HbA1c（％，NGSP）－ 46.7
- 侵襲度の高い手術後は高血糖になりやすい．
- 高齢者の低血糖症状は認知症と間違われやすいため注意する．

文 献

1）「糖尿病治療ガイド2016-2017」（日本糖尿病学会/編著），文光堂，2016
2）大原毅：グルコース《血糖，ブドウ糖》．「臨床検査データブック2017-2018」，pp310-311，医学書院，2017
3）大原毅：HbA1c《糖化ヘモグロビン》．「臨床検査データブック2017-2018」，pp311-312，医学書院，2017

第1章 検査値のキホン〜リハで必要なとこだけ〜

2）血液検査（血清）
[脂質]
⑩ TC，LDL-C，HDL-C，TG

設楽達則

1）TC，LDL-C

◆ TC，LDL-Cの基準値

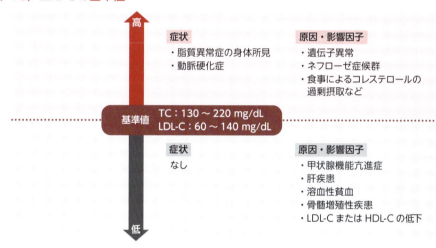

◆ TCとは

- 総コレステロール（TC）とは血漿中のリポ蛋白質中に存在するコレステロールの総量のことである．
- 主に肝臓や小腸で生合成されるほか，食事からも摂取される（栄養状態も反映している）．
- 主に肝臓で異化され，総胆管を経て腸管へ排泄されるが，大部分は小腸で吸収されて肝に戻り腸肝循環を行う．

◆ LDL-Cとは

- 血漿中の低密度リポ蛋白質（LDL）に含まれるコレステロール濃度を指す．

- TCよりも,動脈硬化性疾患のリスクファクターとして重要である.
- TCとLDL-Cは連動して増減することが多い.なお,LDL-Cの算出には以下の式を用いる.
    - Friedwaldの式:LDL-C = TC − HDL-C − TG÷5
- LDL-Cの目標値は以下の通りである.
    - 100 mg/dL未満:冠動脈疾患の既往をもつ患者の目標値
    - 120 mg/dL未満:冠動脈疾患高リスク群目標値
    - 140 mg/dL未満:冠動脈疾患中リスク群目標値
    - 160 mg/dL未満:冠動脈疾患低リスク群目標値

LDL-Cが高値のとき

症状	● 脂質異常症の身体所見(アキレス腱肥厚,眼瞼黄色腫,角膜輪) ● 動脈硬化症と考えられる症状(狭心痛や間歇性跛行)など
病態	● コレステロールの合成と異化の異常によりLDL-C高値となる.
原因・影響因子	● 遺伝子異常(家族性高コレステロール血症,家族性欠陥アポ蛋白B血症,家族性Ⅲ型高脂血症) ● ネフローゼ症候群〔肝臓での超低密度リポ蛋白(VLDL)の合成亢進〕 ● 食事によるコレステロールの過剰摂取 ● 胆道を介した胆汁酸の排泄障害(閉塞性黄疸) ● 種々のホルモン異常

リハスタッフが確認すべきこと

- 患者が**動脈硬化性疾患**をもっているかを確認する.特に**虚血性心疾患**は運動療法を行ううえで重大なリスクとなりうる.
- 脂質異常症の身体所見の有無を確認する(特に眼瞼黄色腫,角膜輪は患者と対面するだけで観察できる).

LDL-Cが低値のとき

症状	なし
病態	・コレステロール合成の低下によりLDL-C低値となる． ・異化の亢進によりLDL-C低値となる．
原因・影響因子	・甲状腺機能亢進症 ・肝疾患 ・溶血性貧血 ・骨髄増殖性疾患 ・LDL-CまたはHDL-Cの低下

リハスタッフが確認すべきこと

- 原因疾患の有無を確認する．
- 食事による影響も考えられるため，食事量が少なくないかを確認する．

2) HDL-C

◆ HDL-Cの基準値

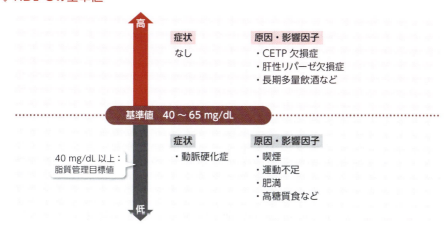

◆ HDL-Cとは

- いわゆる善玉コレステロールのことである．
- 血漿中で高密度リポ蛋白質（HDL）に含まれるコレステロール濃度を指す．

- 虚血性心疾患など動脈硬化性血管病変による疾患の発症率が疫学的に逆相関を示すことが知られる．

高 HDL-Cが高値のとき

症状	なし
病態	● コレステロール合成の低下によりHDL-C高値となる． ● 異化の亢進によりHDL-C高値となる．
原因・影響因子	● コレステロールエステル転送蛋白（CETP）欠損症 ● 肝性リパーゼ欠損症 ● 長期多量飲酒など

リハスタッフが確認すべきこと

- **CETP欠損症**や**肝性リパーゼ欠損症**があるかを確認する．
- 飲酒の量と頻度を聴取する．

低 HDL-Cが低値のとき

症状	● 動脈硬化症と考えられる症状（狭心痛や間歇性跛行）
病態	● 末梢細胞に蓄積したコレステロール異化作用が低下することでHDL-C低値となる．
原因・影響因子	● 喫煙 ● 運動不足 ● 肥満 ● 高糖質食など

リハスタッフが確認すべきこと

- 喫煙や運動不足の程度によってはHDL-C低値の原因となるため，その有無を聴取する．
- BMI，体脂肪率を確認する．
- 食生活を確認する．特に多価不飽和脂肪酸，糖質の多い食事でHDL-Cは低下する．
- HDL-Cの管理目標値は**40 mg/dL以上**とされており，40 mg/dL未満は低HDLコレステロール血症とされる．

3) TG

◆ TG の基準値

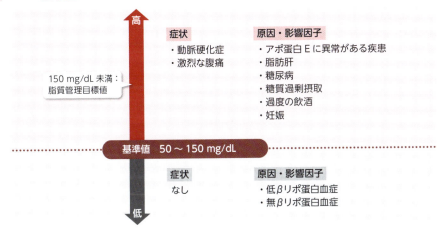

◆ TG とは

- グリセロールに3分子の脂肪酸がエステル結合したグリセロ脂質の1種の濃度である．
- 脂肪や油を構成する主要な化合物で，脂質の種類のうちで最も存在量が多い．
- 生体のエネルギー源となり，運動で燃焼される．
- 動脈硬化症や膵炎のリスクファクターとなる．

TG が高値のとき

症状	・動脈硬化症と考えられる症状（狭心痛や間歇性跛行） ・激烈な腹痛（急性膵炎）
病態	・脂肪の分解が障害されることで TG 高値となる． ・肝での TG 合成が亢進されることで TG 高値となる．
原因・影響因子	・アポ蛋白 E に異常がある疾患（家族性Ⅲ型高脂血症，アポ蛋白 E 欠損症） ・脂肪肝 ・糖尿病 ・糖質過剰摂取 ・過度の飲酒 ・妊娠

リハスタッフが確認すべきこと

- 前日夕食時の高脂肪・高カロリー食やアルコール多飲があったかを確認する．
- 食後高値になるため，食事時間（食事と採血の時間）を確認する．
- 原因疾患の有無を確認する．
- TGの管理目標値は **150 mg/dL未満** とされており，150 mg/dL以上で **高トリグリセライド血症** とされる．

TGが低値のとき

症状	● なし
病態	● アポ蛋白Bの合成が障害されることでTG低値となる． ● 超低比重リポ蛋白（VLDL）やカイロミクロン（CM）の減少によりTG低値となる．
原因・影響因子	● 低βリポ蛋白血症 ● 無βリポ蛋白血症

リハスタッフが確認すべきこと

- 原因疾患の有無を確認する．

4）リハプログラム

禁忌

- 脂質の数値によりリハが禁忌になることはない．

注意点

- 動脈硬化のおそれがあるため，安静時疼痛や壊疽，虚血性潰瘍のある慢性末梢動脈閉塞症がないか確認する．
- 現在疾患に罹患していない場合であっても脂質の異常値がみられる場合は，**循環器系**（重篤な心疾患）に重点を置いた定期的なメディカルチェックを行ってから運動する．

5) サイドメモ

- 脂質の消費に重点を置くならば,運動は食直後を避け,**食前**または**食後2時間以降**に行う.ただし,糖尿病合併者の場合は**低血糖**に注意する必要がある.

文献

1)「動脈硬化性疾患予防のための脂質異常症治療ガイド 2013年版改訂版」(日本動脈硬化学会/編),2017
2)「臨床検査データブック 2017-2018」(高久史麿/監,黒川 清,他/編).医学書院,2017

2) 血液検査（血清）
[尿酸]
⑪ UA

猪熊正美

◆ UA の基準値[1)]

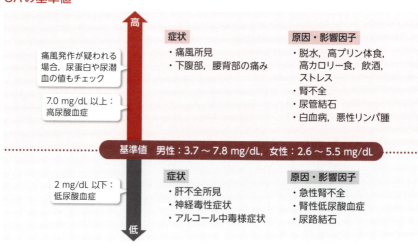

◆ UA とは

- 尿酸（UA）とはプリン体の最終代謝産物である．痛風，脱水，腎不全の指標となる．
- 高尿酸血症は，プリン体の分解産物である尿酸の血液中に溶解可能な最大濃度である **7.0 mg/dL** を超えた状態である．
- 高尿酸血症の状態が長期化し UA が尿酸塩という結晶になり，関節に沈着することにより関節炎を起こす病気を痛風という．

UAが高値のとき

症状	・痛風所見（第一中足趾関節・足関節の痛み） ・下腹部，腰背部の痛み
病態	・高尿酸血症や腎機能低下時にUA排泄低下により痛風が発症することがある． ・悪性腫瘍の治療時，腫瘍細胞融解が起こり，多量の核酸が血中に排出されUAの合成が亢進して高尿酸血症をきたす．
原因・影響因子	・脱水，高プリン体食摂取，高カロリー食，飲酒，ストレス ・腎不全 ・尿管結石 ・白血病，悪性リンパ腫

リハスタッフが確認すべきこと

- UAが高値の場合，痛風，脱水，腎不全が疑われる．
  - ▶ 痛風発作が疑われる場合，腎機能障害や尿管結石の可能性もあるので，**尿蛋白**や**尿潜血**の値も同時に確認する．
  - ▶ 脱水でもUAが上昇するので**水分摂取量**を確認する．
- 水分摂取量が少なく脱水症状があれば，水分を摂取させリハは時間を空けて介入する．リハ中も動作時の血圧変動に十分注意する．
- 激しい運動によってもUAが上がるので検査前に**激しい運動**を行っていないか確認する．同時に**腰背部痛**や**嘔気**がないか確認する．運動内容を確認し，頻度・強度・種類・時間の指導を行う．

UAが低値のとき

症状	・肝不全所見（黄疸，腹水） ・神経毒性症状（不随意運動，姿勢保持困難，多幸気分，異常行動，せん妄，言語障害） ・アルコール中毒様の症状（意識障害，激しい頭痛や嘔吐，運動失調，動悸）
病態	・腎機能障害により腎臓でのUA排泄が過剰に進んで血液中のUA値が下がる．
原因・影響因子	・急性腎不全 ・腎性低尿酸血症 ・尿路結石

> リハスタッフが確認すべきこと

- UAが低値の場合，肝不全・神経毒性・腎不全が疑われる．

リハプログラム

> 禁忌

- 痛風所見である第一中足趾関節の痛み，足関節の激しい腫脹・熱感・疼痛がある場合は**非荷重**にして**下肢**の運動も避ける．
  ▶ 担当看護師にはトイレ時も非荷重になるように管理してもらう．

> 注意点

- **肝不全・腎不全所見**があれば，主治医に報告し，**リハは低強度**にする．
- 高尿酸血症，低尿酸血症ともに特別な自覚症状がないので他の検査や身体所見を確認する[2]．
- 嫌気性代謝閾値を超える運動は実施しないようにする．**Borgスケール13**以内にとどめるようにする．

サイドメモ

- 腎機能低下をともなわない高尿酸血症では，尿酸排泄促進薬が主として用いられる．一方，腎機能低下時には，尿酸排泄促進薬により尿酸結石が生成され，さらに腎機能が悪化する可能性があるため，尿酸合成抑制薬が使用される．
- UAは60〜70歳で低値となるが，加齢による低下よりも脱水などによる変動が大きい[3]とされている．

文献

1）今井圓裕：血液検査．「腎臓リハビリテーション」（上月正博/編著），pp79，医歯薬出版株式会社，2012
2）鈴木隆夫：尿酸．「検査値の読み方・考え方 第2版」（西崎 統，村田 満/編），総合医学社，2014
3）岡部紘明：高齢者の臨床検査基準値，医学検査のあゆみ-4，51：195-203，2005

第1章 検査値のキホン〜リハで必要なとこだけ〜

2）血液検査（血清）
[電解質]

⑫ Na，K

田屋雅信

◆ Naの基準値

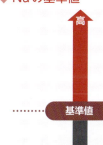

	症状	原因・影響因子
高	・口渇感 ・興奮状態 ・痙攣	・腎臓からの水分の喪失 ・不感蒸泄や下痢，嘔吐による水分の喪失 ・飲水不足
基準値 138〜145 mEq/L		
低	・倦怠感 ・意識障害 ・痙攣	・心不全，腎不全など ・利尿薬，下痢，嘔吐によるNa喪失 ・高血糖 ・食事摂取量の低下

◆ Kの基準値

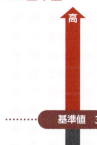

	症状	原因・影響因子
高	・不整脈	・低心拍出症候群や組織臓器虚血による代謝性アシドーシス ・高血糖によるケトアシドーシス ・腎不全
基準値 3.6〜4.8 mEq/L		
低	・不整脈 ・筋力低下や痙攣	・β刺激薬の服用 ・インスリンの使用 ・アルカローシス ・利尿薬によるK喪失 ・下痢，嘔吐や経鼻胃管からの多量排液 ・食事摂取量の低下

◆ 電解質 (Na, K) とは

- 体内の水分中に溶けているミネラルを電解質といい, pHや水分量の調節に関与する.
- 電解質バランスは体水分量の変動に左右される. すなわち手術後の水分バランス, 腎機能障害, 利尿薬などの内服状況により影響される.
- 特にNaとKは酸塩基平衡, 浸透圧の調節に大きく関わるため本稿で詳しく述べる.

Naが高値のとき

症状	・口渇感 ・興奮状態 ・痙攣
病態	・腎臓や腎臓外から体内水分（細胞外液）が喪失することによりNaが高値となる.
原因・影響因子	・腎臓からの水分の喪失（過剰な利尿薬, 高血糖） ・不感蒸泄や下痢, 嘔吐による水分の喪失（腎臓外からの喪失） ・飲水不足

リハスタッフが確認すべきこと

- 口渇感や興奮などの症状があれば水分喪失を確認する.
  - ▶ トルバプタン（サムスカ®）による尿量の増量で生じることがあるので内服状況を確認する.
  - ▶ 発汗, 下痢・嘔吐, 飲水量の不足による影響があれば水分補給を行う.

Naが低値のとき

症状	・倦怠感 ・意識障害 ・痙攣
病態	・過剰な体内水分量によりNa低値となる. ・過剰なNa排泄により低値となる.
原因・影響因子	・心不全, 腎不全など（過剰な体内水分量） ・利尿薬, 下痢, 嘔吐によるNa喪失 ・高血糖 ・食事摂取量の低下（塩分摂取不足）

リハスタッフが確認すべきこと

- Na量が減少した際の症状は浮腫性疾患で生じることが多く、水分バランスの変動や浮腫の有無を確認する．
- サイアザイド系の利尿薬で水分とともにNaも排泄されることがある．
- 心不全を合併している場合には低ナトリウム血症が低灌流所見の1つであり、**倦怠感**などの症状や**食欲低下**に注意する．症状が**前日よりも悪化**していればリハを休止することを医師と相談するとよい．
- 心不全の低ナトリウム血症ではその他の低灌流所見（低心拍出症候群）についてフィジカルアセスメントを行う．

Kが高値のとき

症状	不整脈
病態	・細胞内から細胞外へのKが流出することにより高値となる． ・K排泄障害により高値となる．
原因・影響因子	・低心拍出症候群（乏尿をともなう低心拍出量）や組織臓器虚血による代謝性アシドーシス ・高血糖によるケトアシドーシス ・腎不全

リハスタッフが確認すべきこと

- K高値により**不整脈**が生じる可能性があるため、心電図変化を確認する．
- K排泄を阻害する薬物（K保持性利尿薬）などの服用状況を確認する．
- 腎臓からKを排出できていない可能性があるので**腎機能障害**の有無を確認する．

Kが低値のとき

症状	・不整脈 ・筋力低下や痙攣
病態	・細胞外から細胞内へのKが流入することにより低値となる． ・過剰なK排泄により低値となる．
原因・影響因子	・β刺激薬の服用 ・インスリンの使用 ・アルカローシス ・利尿薬によるK喪失 ・下痢，嘔吐や経鼻胃管からの多量排液 ・食事摂取量の低下

> リハスタッフが確認すべきこと

- 不整脈が生じる可能性があるため,心電図変化を確認する.
- 利尿薬などの内服状況を確認する.
- 筋肉の収縮に必要なKが不足するので周期性四肢麻痺（近位筋優位で対称性,発作性の筋力低下・弛緩性麻痺）による**筋力低下**の有無を確認する.

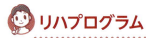 リハプログラム

> 禁忌

- 電解質が基準値から大きく外れている場合で,それを**補正する治療が行われていなければリハ禁忌**とした方がよい.
- 異常値に付随した症状を認めている場合は一時中止する.

> 注意点

- 循環リスクについてはリハの際対応に注意する.特に,K異常については運動時の**心電図モニター装着の必要性**を検討する.

サイドメモ

- 心臓外科術後早期に血清Na濃度が低い時,体内水分量は過剰であると考えてよい.
- **高齢者**は水分摂取が少ない傾向があるので,飲水状況の確認が必要である.
- Kを多く含む食材（果物,野菜）の摂取によって高カリウム血症になることも少なくない.その場合は栄養士と相談しながら調理法（野菜はゆでて調理するなど）を指導するとよい.

2）血液検査（血清）
[炎症]
⑬ CRP（C反応性蛋白）

田屋雅信

◆ CRPの基準値

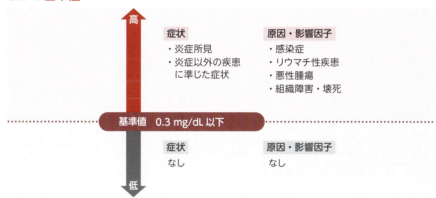

◆ CRPとは

- CRP（C反応性蛋白）とは，炎症や組織の破壊が生じた際に合成される急性期蛋白である．
- 炎症（外傷も含む）時には体の消費エネルギーが増大する．その際，Albの蛋白合成が抑制され必要エネルギーとなるCRPの蛋白合成が促進されるためCRPが上昇する．また，Albが分解されエネルギー源として利用されるためAlbは低下する．
- 臨床的には高値の場合が異常値となるため，その点について説明する．

CRPが高値のとき

症状	● 炎症所見 ● 炎症以外の疾患に準じた症状
病態	● サイトカイン（IL-6など）の増加により肝臓でCRPの合成が亢進される．
原因・影響因子	● 感染症 ● リウマチ性疾患 ● 悪性腫瘍 ● 組織障害・壊死（大動脈解離，深部静脈血栓症，急性心筋梗塞，手術後，熱傷後，骨折後）

リハスタッフが確認すべきこと

- 感染以外（白血球の上昇がない）でCRPが上昇するのは**心不全急性増悪**の場合である．増悪所見（BNP上昇，浮腫，労作時息切れ増悪，低酸素血症）を確認し，認めた場合には医師にリハ介入可否を相談する．

リハプログラム

禁忌

- CRP高値にともなう明確なリハの禁忌基準はないが，**炎症所見の悪化やCRPが漸増している場合**はリハ中止となりうる．

注意点

- CRPの**経時的変化**を評価することが重要である．
- 急激なCRP上昇の場合，炎症なのかそれ以外の疾患の影響なのかを医師に確認する．

サイドメモ

- CRP上昇はすべてが細菌感染症ということではなく，組織障害・壊死（急性心筋梗塞，手術など）や激しい運動や精神疾患などでも上昇する．
- 高齢者や呼吸器疾患をもつ患者の場合，CRP高値は肺炎であることが多い．

第1章 検査値のキホン〜リハで必要なとこだけ〜

2）血液検査（血清）
［甲状腺機能］

⑭ TSH, FT_3, FT_4

田屋雅信

◆ TSH, FT_4 の基準値

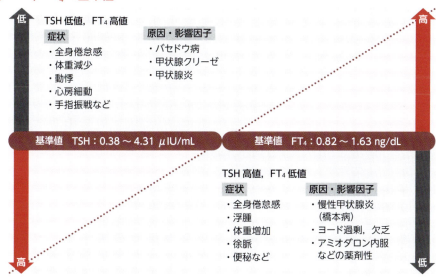

図1 ● 甲状腺ホルモン産生のメカニズム

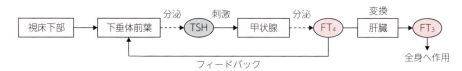

◆ TSH, FT_3, FT_4 とは

- 視床下部から分泌されるホルモンが下垂体前葉を刺激すると，**TSH**（甲状腺刺激ホルモン）が分泌される（図1）．甲状腺を刺激することでFT_4・FT_3（甲状腺ホルモン）の産生が調節される．
- FT_3はFT_4が肝臓などの臓器でつくり替えられたものである．甲状腺がホルモンを産生する能力はFT_4の値に規定され，その後の甲状腺ホルモンの全身への作用能力はFT_3となるため，FT_3とFT_4は同様の増減を示す．
- TSHは**FT_4**産生を増加させる．すなわち，FT_4が低下（甲状腺機能低下）した場合は，TSHは増加する（図1）．基本的にTSHが異常値であればFT_4を確認し，高値，低値で甲状腺機能亢進や機能低下を判断していく．
- 甲状腺機能障害は主病変と併存することがある．リハの評価において甲状腺機能障害から生じる現象・症状について把握しておく．

甲状腺機能亢進（TSH低値，FT_4高値）のとき

症状	・全身倦怠感 ・体重減少 ・動悸 ・心房細動	・手指振戦 ・周期性四肢麻痺 ・発汗増加 ・不眠
病態	・FT_4が高値となることにより甲状腺刺激ホルモン（TSH）分泌が低下する．	
原因・影響因子	・バセドウ病 ・甲状腺クリーゼ ・甲状腺炎	

リハスタッフが確認すべきこと

- 心電図で**心拍数・不整脈**の有無を確認し，**リハ中止基準**（110 ～ 120 bpm 以上）に該当すればリハを中止する．

甲状腺機能低下（TSH 高値，FT₄ 低値）のとき

症状	全身倦怠感　　　　　便秘 浮腫　　　　　　　　嗄声 体重増加　　　　　　無気力 徐脈　　　　　　　　寒がり
病態	FT₄ が低値となることにより甲状腺刺激ホルモン（TSH）分泌が亢進する．
原因・影響因子	慢性甲状腺炎（橋本病） ヨード過剰，欠乏 アミオダロンなどの薬剤性

リハスタッフが確認すべきこと

- 除脈の有無を確認し，**血圧低下やめまい等の症状**があればリハは休止する．

リハプログラム

禁忌

- 甲状腺機能障害がリハの直接禁忌となることはないが，**倦怠感**，**頻脈**，**徐脈**などの症状や現象でリハ中止基準に準じてしまうことが多い．

注意点

- 内服状況により症状が改善傾向かどうか，検査値の変動とともに注意する．

サイドメモ

- TSH 低値で FT₄ が正常であれば FT₃ 上昇のみに起因する甲状腺機能亢進症がある．
- 慢性的な CK 高値，脂質異常症の場合にはリハスタッフは甲状腺に関する血液検査を確認する．
  - ▶ TC 低値かつ ALP 高値の場合は甲状腺中毒症（亢進），TC 高値かつ CK 高値の場合は甲状腺機能低下症が疑われる．
- アミオダロンまたはヨード含有薬は，亢進・低下両方の甲状腺機能異常をきたす．
- 心不全治療（薬物療法）にともない甲状腺機能障害が頻発し，心臓に負担をかけるため，**心電図モニターや心不全増悪**に注意しながらリハを行うとよい．

3）尿検査
[糖代謝・腎症]
① 尿糖，尿ケトン体，尿蛋白

設楽達則

1）尿検査

- 尿検査は患者にとって非侵襲的であり，スクリーニングとしての役割が大きい．
- 尿糖・ケトン体・尿蛋白の測定は，主に糖尿病を疑う場合，または糖尿病の程度を把握する場合に行われる．低値（陰性）は正常となるため，高値（陽性）のみ記述する．

2）尿糖

◆ 尿糖の判定

検査値	陰性（正常）	偽陽性	陽性		
	−	±	＋	2＋	3＋
数値（mg/dL）	50未満	50〜	100〜	500〜	2,000〜
症状・疾患	−	尿糖単独では無症状			

◆ 尿糖とは

- 尿糖とは尿中に移行するグルコースのことである．健常者では腎尿細管でほとんどが再吸収されるため，尿糖は陰性となる．
- 尿細管の再吸収閾値を上回って血糖が上昇した場合や，血糖が正常でも尿細管の再吸収障害がある場合にみられる．

尿糖が陽性のとき

症状	● 尿糖単独では無症状 ● 高血糖状態が続くことで，種々の糖尿病合併症の症状がみられる
病態	● 血糖値が 160〜180 mg/dL 以上となると，濾過される糖の量が尿細管での再吸収域値を超えるため尿に糖が出現する．
原因・影響因子	● 高血糖（糖尿病，心筋梗塞，膵炎，膵癌，甲状腺機能亢進症，Cushing症候群，褐色細胞腫，低カリウム血症など） ● 腎尿細管障害（腎性糖尿，Fanconi症候群，重金属による腎障害など） ● 妊娠 ● SGLT2阻害薬の服用

リハスタッフが確認すべきこと

- **糖尿病合併症**（網膜症，腎症，神経障害，動脈硬化性疾患，足病変など）があるかを確認する．
- 血糖値を確認することで，高血糖による尿糖なのか，腎障害による腎性糖尿なのかが鑑別される[1]．
- 糖尿病の有無・程度の把握のため，**HbA1c** もあわせて確認する．

 サイドメモ

- 尿糖は，高血糖をともなわない病態でも陽性になることがある（腎尿細管障害，妊娠）．
- SGLT2阻害薬を内服すると，腎臓の近位尿細管でグルコースの再吸収が抑制され，尿糖が排泄されるようになる．そのため，尿糖が認められるようになる．また，薬剤の副作用で骨格筋量の減少が起こりやすく，高齢者などは**サルコペニア**の進行に注意が必要である．

3) 尿ケトン体

◆ 尿ケトン体の判定

検査値	陰性（正常）	陽性（軽度）	陽性（中等度）	陽性（重度）
	−	+	2+	3+
数値（mg/dL）	0	5〜	20〜	100〜
症状・疾患	−	アセトン臭・意識障害		

◆ 尿ケトン体とは

- 尿ケトン体とはアセト酢酸，3-ヒドロキシ酪酸，アセトンの総称である．
- グルコースの代謝障害や摂取不足の指標となる．

尿ケトン体が陽性のとき

症状	・アセトン臭 ・意識障害（ケトアシドーシス）
病態	・グルコースがエネルギー源として利用できない場合，脂肪および蛋白質がエネルギー源として利用され，その分解が亢進したときにケトン体が生成される．
原因・影響因子	・飢餓 ・過剰な運動 ・糖代謝異常（糖尿病）

リハスタッフが確認すべきこと

- **体脂肪量，骨格筋量**が減少していないかを確認する．ケトン体は脂質や蛋白質を分解した際の副産物である．ケトン体濃度が高い場合，体脂肪や骨格筋の減少が推測される．
- 空腹ではないかを確認する．空腹で糖質が少ない状態で運動した場合，脂質がエネルギーとして利用されるためさらにケトン体が産生されることになる．
- インスリン作用不足が進むとケトン体が蓄積されるため，**糖尿病の有無**を確認する．
- ケトン体の1つであるアセトンは気化しやすく呼気中にも排出され，**特異な甘酸っぱい臭いがある．**

4) 尿蛋白

◆ 尿蛋白の判定

検査値	陰性（正常） −	偽陽性 ±	陽性（中等度） ＋	陽性（重度） 2＋
数値（mg/dL）	15未満	15〜30	30〜	100〜
症状・疾患	−	尿蛋白単独では無症状		

◆ 尿蛋白とは

- 尿蛋白とは尿中に排出された蛋白質のことである．健常人でも運動や立位，精神的ストレスなどで40〜100 mg/日（随時尿30 mg/dL未満）の尿蛋白が認められる．
- 蛋白尿の原因は生理的または病的（腎前性・腎性・腎後性）に分類される．

尿蛋白が陽性のとき

症状	・尿蛋白単独では無症状 ・種々の腎疾患の症状，腎障害をきたしうる全身疾患の症状（高血圧，糖尿病合併症）で高値となることがある
病態[2]	・糸球体を自由に通過する分子量数万以下の血漿蛋白質が多量に産生され，尿細管での再吸収能を上回ったときに出現する（腎前性）． ・糸球体毛細血管の障害や内圧亢進，尿細管障害により高値となる（腎性）． ・下部尿路系の炎症，結石，腫瘍などにより高値となる（腎後性）．
原因・影響因子	・慢性糸球体腎炎 ・糖尿病腎症 ・高血圧性腎硬化症 ・巣状腎硬化症など

リハスタッフが確認すべきこと

- 腎疾患，糖尿病の有無を確認する．
- 運動や精神的ストレスで尿蛋白が増加するため，生活活動を含めた**運動内容**や**ストレス**の程度を把握しておく．
- 尿AlbやeGFRをあわせて確認し，糖尿病腎症病期やCKD重症度を把握する．

5) リハプログラム

禁忌

- **より進行した腎症**〔持続性蛋白尿 0.5 g/gCr（100 mg/dL）以上〕では過激な運動は避ける．
- **尿ケトン体濃度が中等度以上陽性**であるときは運動療法は禁忌となる．

注意点

- 尿糖・尿ケトン体・尿蛋白が高値で糖尿病が背景にある場合，糖尿病の罹患期間が長く，他の合併症も併発している可能性がある．ただし，尿ケトン体については急性発症する1型糖尿病でも急激に増加する．
- 尿糖（高血糖の場合を除く）・尿ケトン体・尿蛋白のいずれも腎障害に関連するものであり，運動時には腎血流が少なからず減少するため，運動療法による腎臓への影響を念頭に置かなければならない．

文 献

1) 木村健二郎：尿糖．「臨床検査データブック 2017-2018」（高久史麿/監，黒川 清/編），p691，医学書院，2017
2) 桑島実：尿蛋白質．「医学書院医学大辞典 第2版」（伊藤正男，他/編），p2127，医学書院，2009
3) 糖尿病性腎症合同委員会：糖尿病性腎症病期分類2014の策定（糖尿病性腎症病期分類改訂）について．糖尿病，57：529-534，2014

第1章 検査値のキホン〜リハで必要なとこだけ〜

3) 尿検査
[尿生化]

② 推定食塩摂取量

設楽達則

◆ 食塩摂取量の基準値

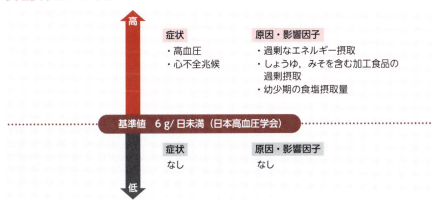

◆ 推定食塩摂取量とは

- 推定食塩摂取量とは，尿を採取して化学的な分析を行い，ナトリウム（Na）の尿中濃度から食塩摂取量を推算した値である（表1）．
- 米国心臓協会により安全性が確認されている食塩摂取量の最低値3.8 g/日にわが国の実情は遠く及ばず，臨床上これより低値をみることは皆無といえる．このため低値については記述しない．

表1 ● 推定食塩摂取量の計算式

起床後第2尿で算出する場合	推定1日食塩摂取量（g/日）＝16.3×〔第2尿Na（mEq/L）÷第2尿Cr（mg/dL）÷10×24時間尿Cr排泄量予測値[※1]〕$^{0.5}$÷17 ※1　24時間尿Cr排泄量予測値（mg/日，第2尿の場合） 　　　男性：体重（kg）×15.12＋身長（cm）×7.39－年齢×12.63－79.90 　　　女性：体重（kg）×8.58＋身長（cm）×5.09－年齢×4.72－74.95
随時尿で算出する場合	推定1日食塩摂取量（g/日）＝21.98×〔随時尿Na（mEq/L）÷随時尿Cr（mg/dL）÷10×24時間尿Cr排泄量予測値[※2]〕$^{0.392}$÷17 ※2　24時間尿Cr排泄量予測値（mg/日，随時尿の場合） 　　　＝体重（kg）×14.89＋身長（cm）×16.14－年齢×2.043－2,244.45

食塩摂取量が多いとき

症状	● 高血圧 ● 心不全兆候(体重増加,浮腫など)
原因・影響因子	● 過剰なエネルギー摂取 ● しょうゆ,みそを含む加工食品の過剰摂取 ● 幼少期の食塩摂取量(生涯の食塩摂取量に影響)

リハスタッフが確認すべきこと

- 食塩摂取量は摂取エネルギーに比例して増加することが多いため,食事全体の摂取カロリーを確認する.
- 塩分を多く含む加工食品(みそ・しょうゆなど)の摂取量を確認する.
- 加工食品の栄養成分表示(Na表示)の見かた,食塩相当量の換算方法を知っているかを確認する.

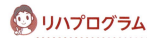
リハプログラム

禁忌

- 食塩摂取量単独によるリハの中止基準はないが,関連する**高血圧**(安静時収縮期血圧200 mmHg以上または安静時拡張期血圧120 mmHg以上)[2]はリハ中止基準となっている.

注意点

- 塩分過多による体液過剰から**心不全増悪**となる場合がある.**体重増加**(3日で2 kg以上)や**浮腫**などに注意する.
- 適切な減塩と水分摂取の指導が必要である.
- 減塩が厳しすぎると**脱水**を生じることがある.高齢者や慢性腎臓病患者など腎のNa保持能が低下している場合や,夏季など水分が失われやすいときには検査値の解釈に注意が必要である.
- **トルバプタン**を内服している場合,利尿作用により血液濃縮をきたし,高ナトリウム血症となることがある.食塩摂取量を制限し,飲水量・尿量・血清Na濃度および口渇,脱水等の症状を十分観察する.
- 体液(体水分)過剰な患者で,低ナトリウム血症の場合,減塩食から常食に戻すこともある.

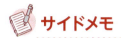

サイドメモ

- 加工食品の栄養成分表示はNa表示になっているが，臨床での食事指導は食塩量で行われるため食塩相当量に換算する必要がある．換算式を以下に示す．
  ▶ 食塩相当量（g）＝ Na量（mg）×2.54÷1,000
- 24時間蓄尿によるNa排泄量測定は信頼性が高いが，尿の保存が必要なため，煩雑であり患者の協力が不可欠である．一般の医療施設では行うことは少ない．
- 日本人1人1日あたりの食塩摂取量は徐々に低下傾向にある（図1）．

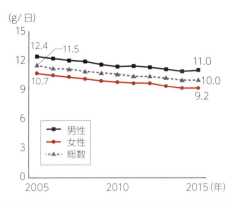

図1 ● 日本人の食塩摂取量の平均値（20歳以上）
文献1より引用

文 献

1）「平成27年国民健康・栄養調査結果の概要」（厚生労働省），2016
http://www.mhlw.go.jp/file/04-Houdouhappyou-10904750-Kenkoukyoku-Gantaisakukenkouzoushinka/kekkagaiyou.pdf
2）「リハビリテーション医療における安全管理・推進のためのガイドライン」（日本リハビリテーション医学会/編）医歯薬出版，2006
3）「高血圧治療ガイドライン2014」（日本高血圧学会高血圧治療ガイドライン作成委員会/編），ライフサイエンス出版，2015

4) 血液ガス（動脈血）

松嶋真哉

- 血液ガスからリハスタッフは①肺の**酸素化能力**，②肺の**換気能力**，③体内の**酸塩基平衡**について理解することが重要である．
- 本稿での検査値は採取血が動脈血であることを前提に述べる．採取血が静脈血である場合，その値の相違について理解し読み解く必要がある．

1) 肺の酸素化能力：動脈血酸素分圧（PaO_2）

◆ PaO_2 の基準値

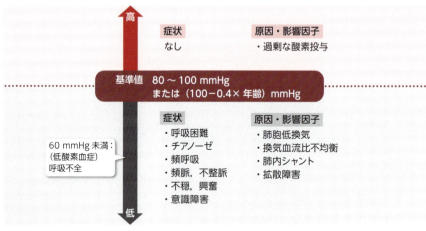

基準値　80〜100 mmHg
または（100 − 0.4 × 年齢）mmHg

60 mmHg 未満：
（低酸素血症）
呼吸不全

症状
・呼吸困難
・チアノーゼ
・頻呼吸
・頻脈，不整脈
・不穏，興奮
・意識障害

原因・影響因子
・肺胞低換気
・換気血流比不均衡
・肺内シャント
・拡散障害

症状 なし
原因・影響因子 ・過剰な酸素投与

肺胞低換気：呼吸中枢の抑制や肺・胸郭異常により換気自体が低下した状態．
換気血流比不均衡：肺胞換気に対し相対的に血流が少なくガス交換の効率が悪い状態．
肺内シャント：肺胞換気が無く血流のみが流れている場所が存在している状態．
拡散障害：間質に問題が生じガス交換自体が障害される状態．

◆ PaO_2 とは

- PaO_2 とは動脈血液中の酸素分圧を示したものであり，肺の酸素化能力の指標として用いられる．
- ただし，動脈血液中の酸素は98〜99％赤血球内のヘモグロビンに結合しており，PaO_2 は血漿に溶解した酸素のみを反映している．
- PaO_2 が60 mmHg未満の状態を呼吸不全と定義する．そのなかでも $PaCO_2$ が45 mmHg未満の場合を**Ⅰ型呼吸不全**という．

リハスタッフが確認すべきこと

- PaO_2 の低下は肺胞低換気，換気血流比不均衡，肺内シャント，拡散障害のいずれか，もしくはその重複によって生じるため，その原因を考察する．
- 人工呼吸療法を受けている急性呼吸不全患者などは，P/F比にて肺の酸素化能力を評価する（**第2章4-5参照**）．
  ▶ P/F比＝PaO_2/FiO_2（吸入酸素濃度）
  ▶ P/F比が低い場合はリハ実施の可否や，運動療法の内容を医師と十分に協議する．
- 動脈血液ガスは簡易に測定ができないため，**酸素解離曲線**から PaO_2 と経皮的動脈血酸素飽和度（SpO_2）との関連性を理解し，SpO_2 から PaO_2 を考察する（**サイドメモ参照**）．

リハプログラム

中止基準

- 運動中の SpO_2 が**90％以下の場合**は運動療法の中止基準である[1]．

注意点

- 運動時はパルスオキシメータを用いて SpO_2 を持続的に**モニタリング**し，運動の負荷量に留意する必要がある．
- 低酸素血症を認める患者では，労作時に低酸素血症が助長される場合があるため，**酸素投与下**での運動が望ましい．

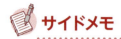 **サイドメモ**

- 静脈血液ガス
  - 静脈血は細胞で酸素を消費した後の血液のため，静脈血酸素分圧（PvO_2）は肺の酸素化能力の指標とならない．
- 酸素解離曲線（図1）
  - 酸素解離曲線とは血液中のPaO_2とSpO_2の関係を示す曲線である．SpO_2が90%を下回る場合，PaO_2が60 mmHg以下となっていることが予測される．
  - 酸素解離曲線はpH低下，$PaCO_2$上昇，体温上昇，乳酸値上昇などで右方偏位する．また，左方偏位はその逆である．
- PaO_2は加齢とともに低下するため，**高齢者では（100 − 0.4 ×年齢）mmHg**の基準値を用いる方が望ましい．

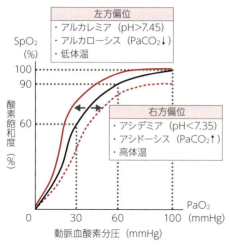

PaO_2 (mmHg)	SpO_2 (%)
100	98
90	97
80	95
70	93
60※	90
50	85
40	75
30	57
20	35
10	13

図1 ● 酸素解離曲線
※ PaO_2 60 mmHg ＝低酸素血症・呼吸不全の定義．

2) 肺の換気能力：動脈血二酸化炭素分圧（$PaCO_2$）

◆ $PaCO_2$ の基準値

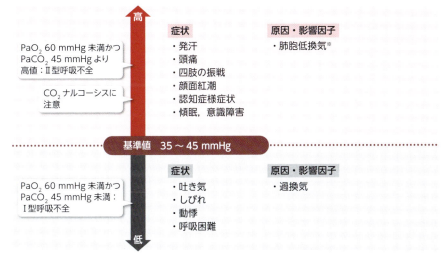

※呼吸器疾患以外にも，中枢神経疾患など様々な疾患で肺胞低換気が起こりうる．

◆ $PaCO_2$ とは

- $PaCO_2$ とは動脈血液中の二酸化炭素分圧を示したものである．肺胞換気量に関連するため，肺の換気能力の指標として用いられる．
- また，CO_2 は酸性ガスのため体内の酸塩基平衡に影響を及ぼす．
- 呼吸不全のなかでも $PaCO_2$ が 45 mmHg より高値の場合を **Ⅱ型呼吸不全** という．

リハスタッフが確認すべきこと

- $PaCO_2$ は，体内の酸塩基平衡に影響を与えるため **pH** も合わせて確認する．
- $PaCO_2$ が貯留している患者は高濃度の酸素投与や呼吸筋疲労，原疾患の急性増悪などで CO_2 ナルコーシスに陥るリスクが高いため，常にその症状に注意する．

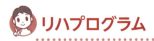

リハプログラム

注意点

- $PaCO_2$ はモニタリングが難しいのでリハ中の症状（CO_2 ナルコーシスの前駆症状である**頭痛，発汗，顔面紅潮，血圧上昇，四肢の不随意運動**）に注意する．
- $PaCO_2$ が貯留している患者に酸素療法を行っている場合，**運動中の酸素投与量**の増減は担当医師と協議が必要である．

サイドメモ

- **静脈血液ガス**
  - ▶ $PaCO_2$ と静脈血二酸化炭素分圧（$PvCO_2$）は近似した値を示すため，静脈血液ガスでも肺の換気能力の評価は可能である．
  - ▶ $PvCO_2$ は $PaCO_2$ より 4〜5 mmHg 高い値を示すため，それを加味して活用する必要がある．
- **CO_2 ナルコーシス**
  - ▶ 高二酸化炭素血症により生じた**意識障害，昏睡**を CO_2 ナルコーシスとよぶ．
  - ▶ 健常者では $PaCO_2$ の貯留を延髄の化学受容体が感知することで換気調整がなされるが，慢性的に $PaCO_2$ が高値を示すⅡ型呼吸不全では化学受容体の $PaCO_2$ への感受性が低下する．
  - ▶ そのため換気調整の多くは，頸動脈受容体に対する低酸素性刺激が主体となる．このような患者への高濃度の酸素投与は低酸素刺激を除去し**呼吸抑制を招く**ため，意識障害を生じる可能性が高い．
- $PaCO_2$ は加齢の影響を受けないため，高齢者でも肺の換気能力を反映する．

3）体内の酸塩基平衡：水素イオン指数（pH）

◆ pHの基準値

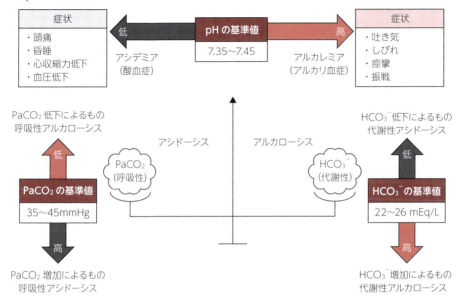

◆ pHとは

- pHとは血液中の水素イオン（H^+）の濃度を示すものであり，体内の血液が酸性であるか，アルカリ性であるかをあらわすものである．
- pHは呼吸性の要因（$PaCO_2$）と代謝性の要因（HCO_3^-）によって7.35〜7.45に保たれる．
- pHが7.35以下の**アシデミア**（酸血症）になる原因は，肺胞低換気による呼吸性アシドーシスや，腎機能障害からくる代謝性アシドーシスなどがあげられる．
- pHが7.45以上の**アルカレミア**（アルカリ血症）になる原因は，過換気による呼吸性アルカローシスや，嘔吐による代謝性アルカローシスなどがあげられる．
- 呼吸性の要因で酸塩基平衡障害を生じた場合，pHを正常値に保つために腎臓の近位尿細管でHCO_3^-の再吸収量を減増させる代償機構が働く．腎臓での代償機構は12時間〜3日と比較的時間を要する．
- 代謝性の要因で酸塩基平衡障害を生じた場合，pHを正常値に保つために呼吸を抑制または促進し$PaCO_2$を増減させる代償機構が働く．呼吸での代償機構は比較的迅速に働く．

リハスタッフが確認すべきこと

- pHに異常を認める場合は，左手に$PaCO_2$，右手にHCO_3^-を配置したpHの天秤をイメージし，呼吸性もしくは代謝性どちらの要因で酸塩基平衡障害が生じているかを確認し，その症状に注意する必要がある．
- 酸塩基平衡異常を認めた場合，pH，$PaCO_2$，HCO_3^-の値から代償機構がどの程度働いているか考察し（表1），医師とリハ実施の可否ついて協議する必要がある．

リハプログラム

- リハの開始基準・中止基準について，酸塩基平衡障害（pHの異常）を明載しているものはない．しかし，酸塩基平衡障害は多彩な症状を引き起こすため，その症状の変動に注意しながらリハを進める必要がある．

表1 ● 酸塩基平衡異常に対する代償機構

		非代償期（急性期）	一部代償期	代償期（慢性期）
呼吸性アシドーシス	pH	↓↓	↓	→
	$PaCO_2$	↑↑	↑↑	↑↑
	HCO_3^-	→	↑	↑↑
代謝性アシドーシス	pH	↓↓	↓	→
	$PaCO_2$	→	↓↓	↓↓
	HCO_3^-	↓↓	↓↓	↓↓
呼吸性アルカローシス	pH	↑↑	↑	→
	$PaCO_2$	↓↓	↓↓	↓↓
	HCO_3^-	→	↓	↓↓
代謝性アルカローシス	pH	↑↑	↑	→
	$PaCO_2$	→	↑	↑↑
	HCO_3^-	↑↑	↑↑	↑↑

↑：値の上昇，↓：値の低下
非代償期：pHが異常値となり，代償が働いていない．
一部代償期：pHはまだ異常値のままだが，代償が始まっている．
代償期：代償機構が働きpHが正常値に戻っている．

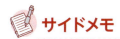**サイドメモ**

● **静脈血液ガス**
　▶ pHとHCO$_3^-$は，静脈血でも動脈血と同等の値を示すため，静脈血液ガスでも体内の酸塩基平衡の評価は可能である．

文 献

1）「呼吸リハビリテーションマニュアル―運動療法―第2版」（日本呼吸ケア・リハビリテーション学会，他/編），照林社，2012

5) 腫瘍マーカー

筧　慎吾

◆ 腫瘍マーカーとは

- **腫瘍マーカー**は「がんに由来する物質」と定義され，腫瘍細胞から産生される物質（**がん特異マーカー**），または腫瘍細胞に反応する腫瘍細胞以外の組織・細胞・血液などから産生される物質（**組織特異マーカー**）の2種類に分かれる（図1）．採血検査や組織標本の免疫染色で調べることが多い．
- がんの存在や種類，進行度の判定に有用であるが，偽陽性や偽陰性となる場合があるため腫瘍マーカー単独で確定診断は行わず，他の画像診断や病理診断と併用する．また，外科療法・薬物療法・放射線療法の**治療効果判定**や，**再発モニタリング**としても利用される．マーカーによっては予後予測のツールとして使用される．
- 平成28年度の診療報酬上では，確定診断に用いる腫瘍マーカーは**4項目**まで，診断後フォローに用いる場合は管理料として**2項目**までが算定可能となっている．他の血液検査のように頻繁に検査をすることは難しい．

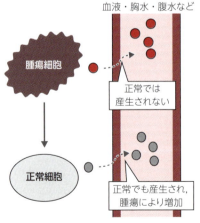

図1 ● がん特異マーカーと組織特異マーカー

- 1つの腫瘍マーカーから，複数のがんが陽性を示す場合があり（表1），良性疾患や他の因子で腫瘍マーカーが上昇する場合がある．
  - ▶例えばCEAの場合，陽性となる癌は大腸癌，膵臓癌，肺癌，胃癌などがあげられるが，急性・慢性肝機能障害や肝硬変，加齢，喫煙でも陽性となるため鑑別が必要である．
- 患者特性に合わせて，腫瘍マーカーを複数組合わせることで正診率が向上する．

表1 ● 主な腫瘍マーカーが陽性となる癌

腫瘍マーカー	基準値	肺癌	乳癌	食道癌	胃癌	大腸癌	肝臓癌	胆道癌	膵臓癌	前立腺癌	卵巣癌	子宮癌
AFP	~10 ng/mL						●				●	
CA15-3	~28 U/mL		●									
CA19-9	~37 U/mL	●	●	●	●	●	●	●	●		●	
CA72-4	~4 U/mL				●						●	
CA125	~35 U/mL	●							●		●	●
CA130	女~35 U/mL 男~19 U/mL	●									●	
CEA	~5 ng/mL	●	●	●	●	●	●	●	●		●	●
CYFRA	~2.8 ng/mL	●		●								●
DUPAN-2	~150 U/mL						●	●	●			
NSE	~10 ng/mL	●										
PIVKA-II	~28 AU/mL						●					
Pro-GRP	~46 pg/mL	●										
PSA	~4.0 ng/mL									●		
SCC	~1.5 ng/mL	●		●								●
SLX	~38 U/mL								●			
SPan-1	~30 U/mL							●	●			
STN	~45 U/mL					●					●	
p53抗体	~1.3 U/mL		●	●		●						

基準値は施設によって異なる．文献2を改変して転載．

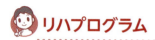
リハプログラム

注意点

- 腫瘍マーカーのみでリハの介入基準・中止基準の設定や，リハプログラムの運動負荷設定を変更することはない．他の血液データ，臨床症状とあわせて考慮し必要に応じて変更する．
- 腫瘍マーカーの結果が**がん治療計画に影響する**ことが多い．治療内容・目的が変更された場合は，リハプログラムやゴールについて再検討する．
- 特に，がんの**進行**や**再発・転移**が疑われた場合はすみやかに主治医・関連医療者と連携をとり，今後の治療計画に即した介入プログラムへ変更する．しかし，本人や家族への進行，再発・転移についてのIC（インフォームドコンセント）がなされていない場合，プログラム変更には配慮が必要である．医療者間で情報共有を行い，本人・家族との信頼関係を維持する必要がある．

サイドメモ

- 腫瘍マーカーごとに感度・特異度は異なるが，一般的に感度（がん陽性率）は50〜80％，正診率は感度の85〜95％である．
- 近年腫瘍関連の変異遺伝子と遺伝子産物が広義の腫瘍マーカーとして診断に利用されはじめた．今後は遺伝子検査を用いることで，発症前診断が可能となることが期待される．

文献

1）「入門腫瘍内科学 改訂第2版」（入門腫瘍内科学 改訂第2版編集委員会/編），篠原出版新社，2015
2）「分子腫瘍マーカー診療ガイドライン」（日本分子腫瘍マーカー研究会/編），金原出版，2016
3）「腫瘍マーカーハンドブック 改訂版」（石井 勝/編），医薬ジャーナル社，2009

第2章
疾患別!
注意すべき検査値

第2章 疾患別！注意すべき検査値

1）運動器疾患

① 関節リウマチ（RA）

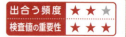

加古誠人

表1 ● 関節リウマチにおける検査値の特徴

検査値	基準値	本疾患の検査値	検査値のとらえ方
C反応性蛋白（CRP）	0.3 mg/dL 以下	● 中等度上昇：1〜10 mg/dL 以上 ● 高度上昇：10 mg/dL 以上	● 早期診断可能であり、最も一般的に測定される
赤血球沈降速度（血沈：ESR）	男性：2〜10 mm/時 女性：3〜15 mm/時	● 高度亢進：50 mm/時以上	● 慢性炎症を反映. 変動要因が多いため注意が必要となる ● 熱が高い場合、感染症、白血病などが疑われるため注意する
マトリックスメタロプロテアーゼ-3（MMP-3）	男性：36.9〜121.0 ng/mL 女性：17.3〜59.7 ng/mL	● 基準値内	● RAの疾患活動性の評価、関節破壊の予後予測、早期RAの診断補助に役立つ
白血球（WBC）	3,300〜8,600/μL	● 軽度〜中等度増加：$1.0〜5.0 \times 10^4/\mu L$	● 感染症により上昇する ● $1.0 \times 10^4/\mu L$ 以下は、リハ中止とする
ヘモグロビン（Hb）	男性：13.7〜16.8 g/dL 女性：11.6〜14.8 g/dL	● 低値：10 g/dL 以下	● 貧血により減少する ● 7 g/dL 以下はリハ中止とする
血小板（PLT）	$15.8〜34.8 \times 10^4/\mu L$	● 軽度減少：$5〜15 \times 10^4/\mu L$ ● 中等度減少：$2〜5 \times 10^4/\mu L$	● 出血傾向の鑑別に用いられる ● $15 \times 10^4/\mu L$ 以下はリハ中止とする
AST（GOT）	13〜30 IU/L	● 軽度増加：33〜100 IU/L ● 中等度増加：100〜500 IU/L	● 自己免疫性肝障害、薬剤性肝障害、ステロイド性脂肪肝などにより上昇する
ALT（GPT）	7〜42 IU/L	● 軽度増加：43〜100 IU/L ● 中等度増加：100〜500 IU/L	
血清クレアチニン（Cr）	男性：0.65〜1.07 mg/dL 女性：0.46〜0.79 mg/dL	● 基準値内	● 薬剤性腎障害により上昇する ● 介入時は、易疲労性などに注意する

| シアル化糖鎖抗原KL-6 (KL-6) | 500 U/mL以下 | ● 基準値内 | ● 間質性肺炎の病勢や程度の把握に用いる |

1 疾患の特徴

- **関節リウマチ（RA）** は，原因不明の自己免疫疾患で，進行性骨破壊をともなう多発性の関節炎を主症状とし，肺・腎臓・皮膚などにも病変をともなう全身性炎症性疾患である．
- RAの国内有病率は約0.17〜0.54％といわれ，男女比は1：3であり，35〜50歳で発症することが多い．
- 慢性炎症にともなう滑膜炎症病態の伸展・慢性化により，**関節破壊，腫脹，疼痛**などの関節症状を呈し，日常生活の制限やQOL低下をもたらす．
- RAによる関節破壊は，発症から6カ月以内にはじまることが多く，最初の1〜2年の進行が最も著しいといわれている．早期発見・早期治療が最も重要とされ，抗リウマチ薬，生物学的製剤によって寛解をめざす治療がスタンダードとなっている．
- RAは関節外症状や合併症の多い疾患であり，リスク管理を行ったうえでリハ介入する必要がある．

2 よく検査される項目と検査値（表1）

- RAにともなう慢性炎症により，**CRP，血沈**が上昇する．炎症刺激の後，血沈はCRPより遅れて上昇し，CRPが正常値となった後に正常化する特徴がある．
- 血沈は，圧痛関節数，腫脹関節数，患者全般評価と合わせて，**疾患活動性**（DAS28）の評価が行われる（表2）．
- **MMP-3**は，滑膜の炎症・増殖にともない産生される酵素であり，軟骨成分を分解し軟骨破壊に進展するプロセスに深く関与していることから，関節機能の**予後予測**の規定因子とされている．
- 慢性炎症による血小板数の増加は炎症の推移と一致する．抗リウマチ薬投与中には血小板数が徐々に減少することがあるため基準値内でも**減少傾向の場合**は注意が必要である．
- RAに対する薬物療法によって生じる薬剤性肝障害・腎障害，間質性肺炎の評価にはAST，ALT，Cr，KL-6が有用である．

表2 ● 疾患活動性と評価基準

疾患活動性	DAS28-CRP	DAS28-ESR
寛解	DAS < 2.3	DAS < 2.6
低	2.3 ≦ DAS < 2.7	2.6 ≦ DAS < 3.2
中等度	2.7 ≦ DAS ≦ 4.1	3.2 ≦ DAS ≦ 5.1
高	4.1 < DAS	5.1 < DAS

文献1を参考に作成
DAS28は，28の関節での圧痛関節数，腫脹関節数，患者による全般評価としてVAS，CRPもしくはESR（血沈）を用いて算出する．

表3 ● 主な治療薬

薬剤名	検査値への影響	薬効	副作用	リハの注意点
抗リウマチ薬（メトトレキサート）	CRP↓ 血小板↓ MMP-3↓	免疫抑制作用，鎮痛作用	骨髄抑制，間質性肺炎，肝障害	易感染性，呼吸状態の変化に注意
生物学的製剤	CRP↓ 白血球↓ MMP-3↓	鎮痛作用，関節破壊抑制	感染症	感染兆候の見落としに注意
ステロイド（プレドニゾロン）	CRP↓	抗炎症作用，鎮痛作用	感染症，骨粗鬆症，胃潰瘍，糖尿病，高血圧，筋力低下	骨折，血糖値変動，血圧に注意
NSAIDs（ロキソニン）	－	抗炎症作用，鎮痛作用	消化管障害，心血管障害，腎障害	胸部症状の出現に注意

3 薬物療法 (表3)

- RAに対する治療は，低疾患活動性または寛解を目標とした **Treat to Target**（T2T）という方針で進められる．
- 抗リウマチ薬のメトトレキサートは，高い臨床的有効性があり，RA薬物療法のアンカードラッグと位置づけられた第一選択薬である．
- 生物学的製剤は，鎮痛作用のみならず関節破壊抑制効果があることが報告されており，構造的寛解，機能的寛解をめざすことが可能となった．
- ステロイドおよびNSAIDsは，RAに伴う関節炎に対し抗炎症作用，鎮痛作用を有し，抗リウマチ薬，生物学的製剤に対して補助的に使用される．

4 リハ中に気をつける検査値

常にこの検査値はチェック！

◆ **CRP，白血球，血沈**
- 炎症症状やRAの疾患活動性の評価に必要な検査項目であり，リハは症状に応じた介入が必要となる．
- 薬物治療の効果とあわせてこれらの検査項目を確認する．
- CRP，白血球，血沈が**基準値を大きく上回る場合**，リハを中止する．

こんなときはこの検査値をチェック！

◆ **倦怠感**：「疲れた」
↳ Hb，AST，ALT，Crを確認！
- 高値の場合，貧血の進行，薬剤性肝障害・腎障害の可能性がある．
- 抗リウマチ薬投与のみではAST・ALTは低値となるが，**肝障害が生じると高値となる**．
- **Hbが7.0 g/dL以下**の高度貧血症状が生じている際は，リハを中止する．

◆ **労作時呼吸困難感**：「呼吸が苦しい」
↳ KL-6を確認！
- 高値の場合，薬物療法にともなう間質性肺炎の可能性がある．
- 画像所見，肺機能検査などにより確定診断後，**呼吸状態・呼吸数・血中酸素飽和度**を確認し，運動負荷量を調整する．
- **KL-6が1,000 U/mL以上**の際は，間質性肺炎の症状に準じて呼吸リハ介入を行う．

◆ **熱発**：「体が熱っぽい」
↳ CRP，白血球，血沈を確認！
- 高値の場合，ステロイドや生物学的製剤投与にともなう感染症の可能性がある．
- 結核およびニューモシスチス肺炎の報告が多い．

5 治療プログラム（図1）

- 画像所見を用いて関節破壊の程度を確認し，四肢の**関節可動域**を評価する．
- 問診により，疼痛の部位，程度を評価する．

- HAQなどを用いて,RAにともなう生活障害を評価する.
- 可動域制限に対する介入は,基本的には**愛護的な運動**もしくは**自動運動**を行う.
- 関節保護を目的とした,日常生活の動作方法や重量物運搬などの動作方法の指導を行う.
- 筋力増強運動は,**等尺性収縮**を中心とした介入を行い,疼痛増悪に注意する.
- 低疾活動性もしくは寛解が維持されている場合,高強度の運動を実施すると筋力増強効果を認める[2]ため,病態に応じて**高負荷のレジスタンストレーニング**を行う.
- それぞれの症状に合わせた補助具の提供を行う.
  - ▶ スプーンなどの食事介助用自助具
  - ▶ リーチャーなど生活自助具
  - ▶ 手指,手関節に対するスプリント
  - ▶ 環軸椎亜脱臼に対する頸椎カラー
  - ▶ 膝関節変形に対するサポーター
- RAの病態把握と自己評価を中心とした患者教育を行う.

病期	低疾患活動性もしくは寛解期	中等度もしくは高度疾患活動性	目的
リハプログラム	関節可動域練習	→	●四肢の関節可動性の維持
	筋力強化(高負荷)		●高負荷の運動による筋力強化
		筋力強化(低負荷)	●関節保護を目的とした等尺性収縮による筋力維持
	歩行練習	→	●関節症状,痛みなどに応じた活動量の調整
	ADL指導	→	●関節保護を目的とした動作指導
		装具療法	●自助具,補装具の処方
検査値	CRP,白血球,血沈	→	●炎症症状,感染を把握
	Hb,AST・ALT,Cr,KL-6	→	●合併症リスクを把握

図1 ● リハのルートマップ

文 献

1)「膠原病・リウマチ・アレルギー研修ノート」(上坂　等/編),診断と治療社,2016
2) Baillet A. et al:Efficacy of resistance exercises in rheumatoid arthritis:meta-analysis of randomized controlled trials. Rheumatology, 3:519-527, 2012

第2章　疾患別！注意すべき検査値

1）運動器疾患

② 骨折の術前後

出合う頻度　★★★
検査値の重要性　★★☆

加古誠人

表1 ● 骨折の術前後における検査値の特徴

検査値	基準値	本疾患の検査値	検査値のとらえ方
C反応性蛋白（CRP）	0.3 mg/dL 以下	● 軽度上昇：0.3～1.0 mg/dL ● 中等度上昇：1～10 mg/dL ● 高度上昇：10 mg/dL 以上	● 骨折時および術後に上昇する ● 高度上昇では，感染症を疑う
白血球（WBC）	3,300～8,600 /μL	● 中等度増加： 　1.0～5.0×10⁴ /μL	● 中等度増加では，感染症を疑う
ヘモグロビン（Hb）	男性：13.7～16.8 g/dL 女性：11.6～14.8 g/dL	● 貧血：10 g/dL 以下	―
赤血球沈降速度（血沈）	男性：2～10 mm/時 女性：3～15 mm/時	● 中等度亢進： 　25～50 mm/時	● 30 mm/時以上では，感染症を疑う
D-ダイマー	0.9 μg/mL 以下	● 増加：1～5 μg/mL ● 高度増加：5 μg 以上	● 高値では血栓リスクが増加する
カルシウム（Ca）	8.8～10.1 mg/dL	● 基準値内	● 慢性腎不全，副甲状腺機能低下症では低値となる ● 副甲状腺機能亢進症では高値となる
リン（P）	2.5～4.5 mg/dL	● 基準値内	● 副甲状腺機能亢進症では低値となる ● 副甲状腺機能低下症では高値となる
アルカリフォスファターゼ（ALP）	106～322 IU/L	● 軽度～中等度上昇： 　260～600 IU/L	● 骨折により上昇する ● 胆道・肝疾患，副甲状腺機能亢進症においても上昇する
骨型アルカリフォスファターゼ（BAP）	男性： 　3.7～20.9 μg/L 女性（閉経前）： 　2.9～14.5 μg/L 女性（閉経後）： 　3.8～22.6 μg/L	● 軽度～中等度増加： 　30～300 μg/L	● 骨形成マーカーとして用いられる ● 29.0 μg/L 以上で骨折リスクが増加する

血清I型コラーゲン架橋N-テロペプチド(NTX)	男性： 9.5～17.7 mmolBCE/L 女性（閉経前）： 7.5～16.5 mmolBCE/L 女性（閉経後）： 10.7～24.0 mmolBCE/L	● 軽度増加： 15～25 mmolBCE/L ● 中等度増加： 25～100 mmolBCE/L	● 骨吸収マーカーとして用いられる ● 16.5 mmolBCE/L以上では骨折リスクが増加する

1 疾患の特徴

- 椎体骨折，上腕骨近位端骨折，橈骨遠位端骨折，大腿骨頸部・転子部骨折の発生頻度が高く，なかでも**大腿骨頸部・転子部骨折**は，QOLを著しく阻害する疾患である．
- 大腿骨頸部・転子部骨折は，40歳から年齢とともに増加し，70歳を過ぎると急激に増える．その80％が転倒による受傷とされている．
  - ▶ 大腿骨頸部骨折は，転子部骨折に比べ骨癒合不良であるため，Garden分類非転位型（stage I & II）は骨接合術，転位型（stage III & IV）は人工骨頭置換術もしくは人工股関節置換術が推奨されている（図1）．
  - ▶ 大腿骨転子部骨折は，骨頭壊死がまれであるため，骨接合術が行われる．
  - ▶ 外科手術後の合併症は，**感染**，**深部静脈血栓症（DVT）**などがあるが，なかでもDVTは致命的にもなる**肺塞栓症（PE）**のリスクもあるため，注意すべき合併症の1つである．
- 大腿骨頸部・転子部骨折は，**骨粗鬆症**による代表的な骨折であり，転倒予防のみならず骨粗鬆症に対する治療が重要である．
  - ▶ 骨粗鬆症は「低骨量と骨組織の微細構造の異常を特徴とし，骨の脆弱性が増大し，骨折の危険性が増大する疾患」と定義されており，薬物療法・運動療法・食事療法が推奨されている．
- 大腿骨頸部・転子部骨折は，術前は骨粗鬆症の評価，術後は合併症の評価が重要となる．

転位の有無	推奨される術式	stage	
非転位型	骨接合術	stage I	stage II
転位型	人工骨頭置換術または人工股関節置換術	stage III （後方回旋）	stage IV

図1 ● Garden分類[1]

2 よく検査される項目と検査値(表1)

- 術後,骨折および術侵襲にともなう炎症反応に関連する項目（CRP,白血球）が上昇する．しかし創部からの排膿や急性的・慢性的な患部の痛みが生じた場合は，**インプラント感染**が疑われ，**血沈30 mm/時以上，CRP10 mg/dL以上**で感染症と診断される．
- **D-ダイマー**は，プラスミンによるFDPの加水分解で生じ，線溶系が亢進することで血栓が存在していることを示すマーカーである．
  ▶ 術後7日目のD-ダイマーカットオフ値を$10\,\mu\mathrm{g/mL}$にとると，感度75％，特異度100％となりDVTの診断に有用であると報告[2]されており，DVT発生のリスク判定の指標となる．
  ▶ D-ダイマーは加齢にともない特異度が低下するため，**高齢者**では臨床所見とあわせて評価することが重要となる．
- 骨粗鬆症の診断には骨密度が用いられ，骨代謝（形成・吸収）マーカーは診断には用いられず，病態評価，薬物選択，治療効果判定に用いられている．
  ▶ **骨形成マーカー**はBAP，**骨吸収マーカー**はNTXなどが用いられる．併存疾患がない場合，骨粗鬆症患者はCa・P・ALPは正常値内となる．

表2 ● 主な骨粗鬆症の治療薬

薬剤名	検査値への影響	薬効	副作用	リハの注意点
BP製剤 (アレンドロン酸錠, リセドロン酸錠)	−	骨密度上昇効果	上部消化管障害, 急性期反応(発熱, 筋肉痛,骨痛)	−
SERM (ラロキシフェン, バゼドキシフェン)	LDL-C↓ HDL-C↑	骨密度上昇効果	深部静脈血栓症	DVT発生に注意
抗RANKL抗体 (デノスマブ)	Ca↓	骨吸収抑制効果	低カルシウム血症	−
テリパラチド	Ca↑ UA↑	骨形成促進作用	嘔気,頭痛,めまい	注射直後に副作用 が発生しやすいため, 投与後は注意
活性型ビタミンD 製剤	Ca↑	骨密度上昇効果, 骨格筋力向上,転倒 抑制効果の報告あり	高カルシウム血症	−

3 薬物療法（表2）

- 骨粗鬆症に対する第一選択薬は、ビスホスホネート製剤（**BP製剤**）とされている．
- 選択的エストロゲン受容体モジュレーター（**SERM**）は、**DVT発生リスク**があるため、投与中の大腿骨頸部・転子部骨折外科術後ではリスク管理に注意を要する．
- テリパラチド投与後は、嘔気、頭痛、めまい等が生じる可能性があるため、**リハ介入時間の調整**が必要となる．
- 活性化ビタミンD製剤は、**転倒抑制効果**が報告されている．

4 リハ中に気をつける検査値

常にこの検査値はチェック！

◆ CRP, 白血球, 血沈

- これらの値が上昇した場合、骨折および術後の炎症反応による上昇か、外科術後のインプラント感染による上昇か確認する必要がある．

◆ D-ダイマー

- 血栓発生リスクの指標であり、血栓が疑われる場合はHomans sign（足背屈で腓腹部に疼痛が生じる，図2）などの理学所見やエコー、CTなどの画像所見とあわせて診断が必要となる．

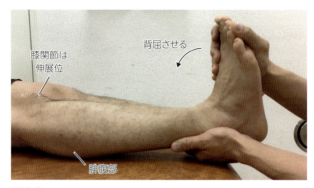

図2 ● Homans sign
膝関節を伸展位で足関節を背屈し，腓腹部に痛みが生じた場合陽性とする．

こんなときはこの検査値をチェック！

◆ 易疲労性：「疲れた」
↳ Hb値を確認！

- 術中出血量，ドレーン排液量などを確認し，**貧血**が生じていないか確認する．
- 術前から貧血症状を有していたか確認し，貧血に対する治療薬の処方や食事内容の再考を行う．

◆ 呼吸苦：「息が苦しい」
↳ D-ダイマーを確認！

- D-ダイマーが高値のときPEの疑いがあるため，直ちにリハを中止し，**血圧・心拍数・呼吸数・血中酸素飽和度**を確認する．

◆ 患部以外の疼痛：「背中が痛い」
↳ 画像所見を確認！

- 骨粗鬆症を有している場合，転倒にともない**他の骨折**もしくは**骨挫傷**などを併発している可能性があるため，異なる部位での疼痛の訴えがあった場合は再度すみやかに画像所見を確認する．

病期	急性期	亜急性期	回復期	目的
リハプログラム	合併症のチェック →			● DVT，感染に関する臨床所見の有無を確認
	筋力強化，関節可動域練習 →			● 患側下肢への介入し，必要に応じて患部以外へも介入
	基本動作練習 →			● 脱臼肢位に注意した動作を指導
		歩行練習 →		● 適切な歩行補助具を選定して，歩行能力向上
			ADL指導	● 退院後の生活に必要なADLを練習
			環境整備・再発予防指導	● 転倒予防目的で在宅環境を整備 ● 骨折再発リスク減少を目的とし適切な運動を指導
検査値	CRP，白血球，血沈 →			● 炎症状態，感染症の有無を把握
	D-ダイマー →			● DVT・PEリスクを把握

図3 ● リハのルートマップ

5 治療プログラム（図3）

- 術後早期は，術中の状況・術式，患側下肢の**禁忌肢位**を把握し，適切な体位管理および動作指導を行う．特に後側方アプローチでは，**股関節屈曲・内転・内旋位が脱臼肢位**となる．
- DVT・PEや感染などの合併症の有無を確認する．DVT予防としてフットポンプ，弾性ストッキングを使用し，積極的な足関節運動を促す．
- 早期の介入は安静度や患者の全身状態・痛みなどを考慮して，離床，車椅子移乗，歩行と進める．
- その後の介入は，患部に対する筋力強化および可動域練習を中心とし，転倒発生の原因を分析する．骨粗鬆症の程度，筋力，バランス能力，認知機能，服薬状況など包括的な介入が必要となる．
- 転倒骨折に対する再発予防目的の介入は，骨粗鬆症の管理が重要となるため，服薬のコンプライアンスや骨密度，骨代謝マーカーの変化をモニタリングしながら，適切な運動を指導する．
  - ▶ ウォーキング（8,000歩/日，3日以上/週，1年）により骨密度が上昇すると報告されている[2]ため，歩行の指導の目安とする．

文 献

1) Garden RS:Low-angle fization in fractures of the femoral neck. J Bone Joint Surg Br, 43:647-663, 1961
2) 塩田直史, 他:股関節周囲骨折術後における深部静脈血栓症・肺塞栓症の発生・診断とその治療. 骨折, 24(1):83-87, 2002
3) Yamazaki S, et al:Effect of walking exercise on bone metabolism in postmenopausal women with osteopenia/osteoporosis. J Bone Miner Metab, 22:500-508, 2004
4)「骨粗鬆症の予防と治療ガイドライン 2015年版」(骨粗鬆症の予防と治療ガイドライン作成委員会/編), ライフサイエンス出版, 2015
5)「大腿骨頚部/転子部骨折診療ガイドライン 改訂第2版」(日本整形外科学会, 日本骨折治療学会/監), 南江堂, 2011

第2章 疾患別!注意すべき検査値

1)運動器疾患

③ 変形性関節症(OA)の術前後

出合う頻度 ★★★
検査値の重要性 ★☆☆

加古誠人

表1 ● OAの術前後における検査値の特徴

検査値	基準値	本疾患の検査値	検査値のとらえ方
C反応性蛋白(CRP)	0.3 mg/dL以下	・中等度上昇:1〜10 mg/dL以上 ・高度上昇:10 mg/dL以上	・術後の炎症反応の判断に用いる ・10 mg/dL以上の場合はリハ中止とする
白血球(WBC)	3,300〜8,600/μL	・軽度〜中等度増加:$1.0〜5.0×10^4/μL$	・感染症により上昇する
ヘモグロビン(Hb)	男性:13.7〜16.8 g/dL 女性:11.6〜14.8 g/dL	・低値:10 g/dL以下	・術中出血にともなう貧血の判断に用いる ・7 g/dL以下はリハ中止とする
D-ダイマー	0.9 μg/mL以下	・増加:1〜5 μg/mL ・高度増加:5 μg以上	・高値では血栓リスクが増加する
AST(GOT)	13〜30 IU/L	・軽度増加:33〜100 IU/L ・中等度増加:100〜500 IU/L	・薬剤性肝障害により上昇する
ALT(GPT)	7〜42 IU/L	・軽度増加:43〜100 IU/L ・中等度増加:100〜500 IU/L	―
γGTP	男性:13〜64 IU/L 女性:9〜32 IU/L	・軽度増加:基準値〜100 IU/L ・中等度増加:100〜200 IU/L	・薬剤性肝障害により上昇する ・酵素誘導作用があり、肝内のγGTP蛋白質量を増加させる
血清クレアチニン(Cr)	男性:0.65〜1.07 mg/dL 女性:0.46〜0.79 mg/dL	・基準値内	・薬剤性腎障害により上昇する
血清尿素窒素(BUN)	8〜20 mg/dL	・軽度上昇:21〜30 mg/dL ・中等度上昇:30〜60 mg/dL	・薬剤性腎障害により上昇する ・ステロイド使用時も上昇するため注意が必要

1 疾患の特徴

- **変形性関節症（OA）** は，最終的には滑膜関節の機能や構造が欠損する可能性のある疾患である．
- なかでも **変形性膝関節症（膝OA）** は変形性股関節症や変形性手関節症に比べ有病率が高く，加齢にともない罹患率は高くなるといわれている．
- わが国における疫学調査において，Kellgren-Lawrence分類でgradeⅡ以上の40歳以上の膝OA患者数は約2,530万人と推定されており，男性に比べ女性の有病率は約2倍である[1]．60歳以上の男性では約40％，女性では約60％が膝OAを有するといわれている．
- 膝OAは，加齢・性別・肥満・遺伝など明らかな原因が特定できない一次性と，膝関節外傷の既往・RA・化膿性関節炎など何らかの原因が推定できる二次性に分けられ，わが国では一次性が多い．
- 膝OAに対しては非薬物療法・薬物療法・手術療法が行われる．外科手術は，滑膜切除術，高位脛骨骨切り術，人工膝関節置換術（TKA）が行われる．
  - ▶ TKAにともなう合併症としては，深部静脈血栓症（DVT）や，肺塞栓症（PE），インプラントの手術部感染（SSI），腓骨神経麻痺などがある．

2 よく検査される項目と検査値 (表1)

- TKAの術侵襲にともなう炎症によりCRP，白血球が上昇する．
- 合併症の1つである **インプラント感染** においてもCRPが上昇するため，患部の状態の把握とあわせて判断することが重要となる．
- 術中出血や術後ドレーン排液などにより，**貧血が進行する** ことがあるため，Hb値を確認する．
- 術後の疼痛管理において，NSAIDsやCaチャンネル$\alpha_2\delta$リガンド拮抗薬，非麻性オピオイドが用いられる．しかし，それらによって **薬剤性肝障害・腎障害** が生じる可能性があるため，AST，ALT，γGTP，Cr，BUNの評価を行う．

3 薬物療法 (表2)

- 術後疼痛は，多用式鎮痛法で管理され，「局所または区域麻酔法（局所浸潤麻酔，神経ブロック，硬膜外麻酔など）＋非オピオイド鎮痛薬」の方法が一般的である．
- アセトアミノフェンは，軽度から中等度の痛みに対して有効であり，NSAIDsやオピオイド鎮痛薬に比べて **副作用が少ない** ことが特徴である．

表2 ● 主な治療薬

薬剤名	検査値への影響	薬効	副作用	リハの注意点
アセトアミノフェン	—	鎮痛作用	まれに肝障害	—
NSAIDs (ロキソプロフェン, ジクロフェナク)	Cr↑　　ALT↑ BUN↑　γGTP↑ AST↑	抗炎症作用, 鎮痛作用	消化管障害, 腎障害	むくみ, 尿量の減少 に注意
Caチャンネル $\alpha_2\delta$リガンド拮抗薬 (ガバペンチン, プレガバリン)	Cr↑ BUN↑	鎮痛作用(神経 障害性疼痛)	めまい, ふらつき, 傾眠, 浮腫, 眼障害	転倒に注意
非麻薬性オピオイド (トラマドール, ペンタゾシン)	AST↑　Cr↑ ALT↑　BUN↑ γGTP↑	鎮痛作用, 抗不安作用	吐気, 眠気, 呼吸抑制	服用開始直後は嘔 気・眠気などがあるた めリスク管理に注意

- NSAIDsは, 鎮痛作用に加え抗炎症作用も有しており, 軽度から中等度の痛みに対して有効である. 高齢者, 胃潰瘍既往, ステロイド投与中, 抗凝固療法中, ビスホスホネート(BP)製剤投与中, 喫煙者は**消化性潰瘍**の発症リスクが上昇するため注意が必要である.
- Caチャンネル$\alpha_2\delta$リガンド拮抗薬は, 神経障害性の疼痛への適応とされているが**術後急性期にも有効**である. めまい, ふらつきなどの副作用を有し, なかでも**高齢, 低体重, 腎機能低下**は副作用発生リスクを高めるため注意が必要である.
- 非麻薬性オピオイドであるトラマドールなどは, 慢性疼痛に有効とされており, 慢性膝OAにともなう疼痛や術後遷延する疼痛に対して用いられる.

4　リハ中に気をつける検査値

常にこの検査値はチェック!

◆ CRP, 白血球

- 術侵襲にともなう炎症反応による上昇か, 外科術後のSSIによる上昇か確認する必要がある.
- CRP, 白血球が**基準値を大きく上回る場合**, リハを中止する.
- SSIが除外された場合は, 臨床症状に準じて離床を進める.

◆ D-ダイマー

- 血栓発生リスクの指標であり, 血栓が疑われる場合は, Homans sign (**第2章1-2**参照) などの理学所見や, エコー・CTなどの画像所見とあわせて診断が必要となる.
- 血栓が形成された場合, 抗凝固薬投与や下大静脈フィルターの留置等が行われ, 安

全が確保されるまでリハは中止とする．

こんなときはこの検査値をチェック！

◆ 頭部浮遊感：「頭がふわっとします」「めまいがします」
↳ **Hb値**を確認！

- 低値の場合，術中出血量，ドレーン排液量などを確認し，**貧血**が生じていないか確認する．
- 術後の疼痛に使用されている**鎮痛薬の副作用**の可能性も考えられるため，服薬状況を確認する．
- 術中出血量が多く，体液量が減少している場合は**血圧低下**にも注意する．

◆ 腎機能障害：「尿があまり出ないです」「体がむくみます」
↳ **Cr，BUN値**を確認！

- 高値の場合，術侵襲や麻酔などの影響により腎血流が低下し，一過性の**腎機能障害**を呈している可能性がある．
- 術後の疼痛に使用されている薬剤の影響の可能性もあるため，服薬状況を確認する．

◆ 肝機能障害：「体がだるい」
↳ **AST，ALT，γGTP**を確認！

- 高値の場合，術侵襲や麻酔の影響で一過性の**肝機能障害**を呈している可能性がある．
- 疼痛管理に使用されている薬剤の服薬状況も確認する．

5 治療プログラム（図1）

- DVT発生予防目的に，フットポンプや弾性ストッキングを使用し，積極的な**足関節運動**を指導する．
- 術後早期の介入は，安静度や患者の全身状態，疼痛などを考慮して，車椅子移乗・歩行など**生活の活動範囲の拡大**を図る．
- TKAに対する運動療法としては，まず関節可動域・下肢筋力の評価を行い，TKA術後の状態を確認する．続いて，患部に対する関節可動域練習と筋力強化を行う．TKA術後6カ月後の関節可動域は，術前の可動域と相関があると報告されている[2]ため，過度なストレッチは行わず，**疼痛が増悪しない範囲**で実施する．
- 術後の疼痛管理に用いられている薬剤を確認し，併存疾患を考慮したうえで腎機能・肝機能の悪化がないか，血液データより確認する．

病期	術直後	退院時	退院後	目的
リハプログラム	合併症の把握 →	→		●DVT・PE，感染などの合併症の有無を確認
	関節可動域練習 →	→	→	●患側下肢の可動性向上
	筋力強化 →	→	→	●術侵襲により生じた筋力低下の改善
		基本動作練習 →	→	●床上動作など活動が制限される動作の指導
	歩行練習 →	→	→	●適切な歩行補助具を使用した歩行の指導
		セルフケア指導 →	→	●身体活動量を中心に術後の適切な運動を指導
検査値	CRP，白血球，D-ダイマー →	→		●感染，DVTリスクを把握するために評価
	Cr，BUN，AST，ALT，γGTP →	→		●術侵襲や投薬による腎機・能肝機能を評価

図1 ● リハのルートマップ

- 鎮痛薬には，めまいやふらつきなどの副作用を有する薬剤があるため，服薬状況を聴取し，自覚症状を確認する．特に**高齢者は副作用の発生率が高い**といわれており，注意が必要である．

文 献

1) Oliceria SA. et al：Incidence of symptomatic hand, hip, and knee osteoarthritis among patients in a health maintenance organization. Arthritis Rheum, 38（8）：1134-41, 1995
2) Bade MJ. et al：Predicting functional performance and range of motion outcomes after total knee arthroplasty. Am J Phys Med Rehabil, 93（7）：579-85, 2014
3)「運動器のペインマネジメント（整形外科臨床パサージュ）」（中村耕三/総編集，山下敏彦/専門編集），中山書店，2011

第2章 疾患別！注意すべき検査値

1）運動器疾患

④ サルコペニア

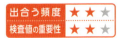

加古誠人

表1 ● サルコペニアにおける検査値の特徴

検査値	基準値	本疾患の検査値	検査値のとらえ方
血清総蛋白 (TP)	6.6〜8.1 g/dL	● 中等度減少：5〜6 g/dL ● 高度減少：5 g/dL以下	● 中等度減少以下であれば栄養障害を疑う
血清アルブミン (Alb)	4.1〜5.1 g/dL	● 中等度減少：2.5〜3.2 g/dL ● 高度減少：2.5 g/dL以下	● 栄養状態の指標となる
トランスサイレチン (TTR)	21〜43 mg/dL	● 基準値内	● プレアルブミンともよばれ，栄養状態を反映する蛋白質である
総リンパ球数 (TLC)	白血球の20〜25％	● 軽度減少：1,500〜1,800/μL ● 中等度減少：900〜1,500/μL ● 高度減少：900/μL以下	● 免疫機能を示し，栄養状態と相関する
トランスフェリン (Tf)	男性： 190〜300 mg/dL 女性： 200〜340 mg/dL	● 基準値内	● 鉄の輸送蛋白で，半減期が短いため栄養状態を感度よく早期に表す ● 肝障害，炎症により低下する
コリンエステラーゼ (CHE)	男性：251〜489 U/L 女性：211〜384 U/L	● 基準値内	● 栄養低下や肝細胞障害で低値を示す ● 糖尿病やネフローゼ症候群では高値を示す
総コレステロール (TC)	130〜220 mg/dL	● 軽度減少：80〜130 mg/dL ● 中等度減少：40〜80 mg/dL ● 高度減少：40 mg/dL以下	● 吸収不良，栄養失調，肝実質障害で定値を示す
ヘモグロビン (Hb)	男性：13.7〜16.8 g/dL 女性：11.6〜14.8 g/dL	● 貧血：10 g/dL以下	● ビタミン欠乏，鉄欠乏性貧血により低下する
C反応性蛋白 (CRP)	0.3 mg/dL以下	● 軽度上昇：0.3〜1.0 mg/dL ● 中等度上昇：1〜10 mg/dL ● 高度上昇：10 mg/dL以上	● 0.3 mg/dLにおいて慢性炎症の有無を判断する
尿クレアチニン (Cr)	男性：1.1〜1.9 g/日 女性：0.5〜1.6 g/日	● 基準値内	● 筋肉量に相関あり．低値では骨格筋量減少を疑う

1 疾患の特徴

- **サルコペニア**とは，「加齢にともなう筋力低下と骨格筋量減少の両方を兼ね備えた状態」と定義される．
  - 握力（男性26 kg未満，女性18 kg未満）もしくは歩行速度の低下（0.8 m/秒以下）を筋力低下とみなす．
  - 二重エネルギー線吸収法（DXA法）もしくは生体インピーダンス法（BIA法）で計測した身体骨格筋量（SMI）が若年者より低下している場合を骨格筋量減少とみなす（図1）．
- わが国のサルコペニア有病率は約15～20％程度であり，特に75歳以降でその割合が増加する．
- サルコペニアは，加齢のみが原因の**原発性サルコペニア**と，活動・栄養・悪液質が原因の**二次性サルコペニア**に分類される．
- 原発性サルコペニアでは加齢とともにテストステロン，エストロゲン，成長ホルモンといった同化促進ホルモンの血中濃度が減少し，炎症性サイトカインであるIL-6，TNF-αの産生が増加することにより，骨格筋が減少する．
  - 活動に関連する二次性サルコペニアは，不活動・安静臥床・無重力などが原因で生じる**廃用性萎縮**とよばれる．
  - 栄養に関連する二次性サルコペニアは，飢餓でエネルギー摂取量が消費量より少ない状態が続き，骨格筋量が減少することにより生じる．

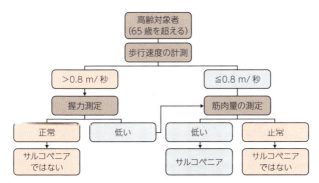

図1 ● サルコペニア判定（EWGSOPアルゴリズム）
文献1より引用．

- 悪液質に関連する二次性サルコペニアの原因は，がんや慢性炎症を主体とした疾患が関与するとされている．特に糖尿病や慢性腎不全においてサルコペニアが多く報告されている．
- サルコペニアの原因を同定し，その状態に応じて適切に介入することが重要となる．

2 よく検査される項目と検査値（表1）

- 全身の栄養状態の指標として，TP，Albが用いられる．TPの増加はγグロブリンにも影響するため，Albとあわせて評価する．
- TTRはプレアルブミンともよばれ，栄養状態の変動がすみやかに反映されるため，外科手術後の患者や乳幼児の栄養指標として有用である．
- 免疫機能は細胞性免疫や白血球，マクロファージなどにより維持されるが，低栄養状態では免疫細胞の合成低下を招き，免疫機能が低下するためTLCが減少する．
- Crは，筋肉量に比例しほぼ一定で，食事の影響を受けにくく，骨格筋量を表すバイオマーカーとされている．
- DXA法で推定した除脂肪量より24時間蓄尿にて得られたCrで推定した骨格筋量の方が加齢にともなう低下率が大きいことから，骨格筋量の評価として有用な指標である．しかし，Crは**日間変動がある**ことや**採尿に日数を要する**問題点を有している．
- 糖尿病や慢性腎不全など併存疾患に即した評価も必要となる．慢性炎症をもっている場合，CRP 0.3〜0.5 mg/dL以上を認めることが多い．

3 薬物療法，食事療法

- 薬物療法としては，テストステロン補充療法が行われており，骨格筋量の増加する作用が認められているが，身体活動能の改善作用に関しては様々な報告がある．サルコペニアの治療・予防としてのテストステロン補充療法は有効性の面で**エビデンスが不足**しており，**安全性についても懸念がある**．
- 食事療法は，**Harris-Benedictの式**で推定された基礎エネルギー消費量（kcal）に対して，活動係数およびストレス係数を考慮した量を摂取することが重要となる．
  - Harris-Benedictの式（基礎エネルギー消費量BEE：kcal/日）
    男性：66.47 + 13.75 × 体重（kg）+ 5.0 × 身長（cm）− 6.76 × 年齢（年）
    女性：655.1 + 9.56 × 体重（kg）+ 1.85 × 身長（cm）− 4.68 × 年齢（年）

4 リハ中に気をつける検査値

常にこの検査値はチェック！

◆ TP，Alb，TTR

- これらの検査値が低値であれば栄養不良状態といえる．骨格筋が**異化状態**となっており，高負荷レジスタンストレーニングが不適応となる可能性がある．

こんなときはこの検査値をチェック！

◆ **易疲労性**：「疲れた」

↳ Alb，Hb，Tfを確認！

- 消化管出血などの出血傾向を認めないにも関わらず，これら検査値が低値であれば，栄養状態不良にともなう**貧血症状**が進行している可能性がある．
- Hbが**7.0 g/dL 以下**の際は，リハ介入は中止とする．
- Tfが上昇している場合は，鉄欠乏性貧血が疑われるため，有酸素運動の負荷量に注意が必要となる．

◆ **倦怠感**：「からだが重い」

↳ Alb，CRPを確認！

- CRPが低値であれば，慢性炎症症状の**再燃**の可能性がある．
- **慢性的な炎症症状**が疑われる場合は，積極的なリハは実施せず，医師による精査を提案する．
- 糖尿病や慢性腎不全など併存疾患に関する**身体所見**，**血液データ**（Alb）を確認し，症状の進行の有無を確認する．

5 治療プログラム（図2）

- DXA法やBIA法を用いて全身の骨格筋量を把握し，握力，膝関節伸展筋力，歩行速度を測定し，四肢の骨格筋量や筋力を確認する．
- **主観的包括的評価**（SGA）や**簡易栄養状態評価法**（MNA®-SF）などを用いて栄養状態を評価する．
- 全身状態を包括的に評価し，骨格筋の同化・異化作用に着目してプログラムを組むことが重要であり，状態に応じて介入方策を変更する必要がある．
  - ▶ **CRPが高値**である場合や**低栄養状態**の際は，異化作用が亢進しているため，低負荷の運動に留める．

病期	骨格筋同化状態	骨格筋異化状態	目的
リハプログラム	高負荷レジスタンストレーニング →		●1RM70～80％程度の負荷で実施
		低負荷レジスタンストレーニング →	●廃用性の筋力低下予防のため低負荷でもレジスタンストレーニングは必要
	有酸素運動 ――――――――→		●漸増的に有酸素運動を実施
	栄養指導 ――――――――→		●適切な栄養管理を目的とした患者指導を実施
	疾病管理 ――――――――→		●併存疾患に関する自己管理を目的とした患者指導を実施
検査値	TP, Alb, TTR ――――――→		●栄養状態の把握
	Hb, CRP, Tf ――――――→		●貧血や炎症症状の把握

図2 ● リハのルートマップ

- ▶ 栄養状態および併存疾患の状態が良好な場合は，同化作用が亢進しているため，積極的な運動が推奨される．
- ● ウォーキングは，歩数計などを用いて活動量を評価し漸増的な運動を指導する．有酸素運動により炎症性サイトカインが減少する可能性が示唆されており，適切な運動はサルコペニアに対して効果的と考えられている．
- ● レジスタンストレーニングは，1RM（repetition maximum）の70～80％の高負荷であっても，40～50％程度の低負荷であっても効果に差がないと報告されている[3]．負荷量より**仕事量**（負荷量×回数×セット数）が重要であるといわれているため，対象者の状況に応じて仕事量を検討する．
- ● サルコペニアに対してレジスタンストレーニングを行う場合，タンパク質やアミノ酸などの栄養摂取により，より効果的となる．

文 献

1) 「サルコペニア：定義と診断に関する欧州関連学会のコンセンサス」〔厚生労働科学研究補助金（長寿科学総合研究事業）高齢者における加齢性筋肉減弱現象（サルコペニア）に関する予防対策確立のための包括的研究研究班〕
https://www.jpn-geriat-soc.or.jp/info/topics/pdf/sarcopenia_EWGSOP_jpn-j-geriat2012.pdf
2) 若林秀隆：リハビリテーション栄養とサルコペニア．「外科と代謝・栄養」50：43-49, 2016
3) Csapo R & Alegre LM：Effects of resistance training with moderate vs heavy loads on muscle mass and strength in the elderly：A meta-analysis. Scand J Med Sci Sports, 26：995-1006, 2016

第2章 疾患別！注意すべき検査値

2）神経系疾患

① 脳梗塞・脳出血 （急性期を中心に）

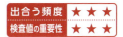
出合う頻度 ★★★
検査値の重要性 ★★★

藤野雄次

表1 ● 脳梗塞・脳出血における検査値の特徴

検査値	基準値	本疾患の検査値	検査値のとらえ方
C反応性蛋白（CRP）	0.3 mg/dL 以下	・軽度上昇：0.3〜2.0 mg/dL ・中等度上昇：2.0〜10.0 mg/dL ・高度上昇：10.0 mg/dL 以上	・軽症の炎症, 脳損傷, 細菌感染症, 敗血症などの重度感染症により上昇する
白血球（WBC）	3,300〜8,600 /μL	・基準値より高値：感染による炎症	・尿路感染症や誤嚥性肺炎などの各種感染症で高値となる ・急性的変化の場合, CRPと相関することが多い
ヘモグロビン（Hb）	男性：13.7〜16.8 g/dL 女性：11.6〜14.8 g/dL	・基準値より低値：貧血	・10.0 g/dL 以下では動悸やめまい, 息切れなどの貧血症状が出現する可能性がある
プロトロンビン時間（PT-INR）	0.85〜1.15 （治療域※：2.0前後）	・治療域以上の高値：出血傾向	・ワルファリンなどの抗凝固薬服用の有無や出血斑を確認する
APTT	25.5〜36.1 秒 （治療域※：正常値の1.5〜2倍）	・治療域以上の高値：出血傾向	・APTTに基づいてヘパリンの投与量が調整される
D-ダイマー	0.9 μg/mL 以下	・異常高値：DVT	・基準値以上では血栓が存在する可能性がある
血清アルブミン（Alb）	4.1〜5.1 g/dL	・基準値より低値：低栄養	・2.5 g/dL 以下では浮腫を生じやすい

※脳塞栓症では, PT-INRやAPTTを正常値よりも高い治療域の値でコントロールする.

1 疾患の特徴

- 脳損傷の部位によって運動障害や高次脳機能障害など多彩な症状を呈し，要介護状態となる原因疾患の第1位である．
- 心原性脳塞栓症は心臓に形成された血栓が脳動脈を閉塞させるものであり，その原因は心房細動が最も多い．
- アテローム血栓性脳梗塞は主幹動脈が閉塞する疾患であり，生活習慣病による動脈硬化が原因となる．
- ラクナ梗塞と脳出血は脳動脈の穿通枝が閉塞もしくは破綻する病態であり，主に高血圧に起因する．
- 発症機序により薬物療法が異なるため，病態を理解して検査所見を確認する必要がある．
- 生活習慣病などの既存疾患がないか確認する必要がある．

2 よく検査される項目と検査値 (表1)

- 脳卒中患者は肺炎や尿路感染などの合併症を生じやすく，**炎症マーカー**（CRP，白血球など）が高値となる．
- 重大な合併症である消化管出血は，**Hb**，Ht，赤血球，白血球，血小板などの指標に反映される．
- 抗凝固薬（ワルファリン）服用による出血傾向がある場合，**PT-INR**が高値となったり**APTT**が延長する．
- 血管内に血栓が形成されると，血栓を溶解しようとする**線溶系の指標**（D-ダイマー，FDP）が上昇する．

3 薬物療法 (表2)

- 左房内血栓や深部静脈血栓症（DVT）には抗凝固薬（ヘパリン，ワルファリンなど），血栓症には抗血小板薬（アスピリン，カタクロットなど）が投与される．
- 脳出血は降圧薬（ニカルジピン塩酸塩など）の投与が基本となる．
- 急性期では抗脳浮腫薬（グリセオールなど），脳保護薬（ラジカット）による内科的治療が行われる．

表2 ● 主な治療薬

薬剤名	検査値への影響	薬効	副作用	リハの注意点
抗凝固薬 (ヘパリン, ワルファリン)	APTT↑ PT-INR↑	抗凝固作用	出血傾向	転倒に注意
抗血小板薬 (アスピリン)	特になし	抗血小板作用	出血傾向	転倒に注意
Ca拮抗性降圧剤 (ニカルジピン塩酸塩)	特になし	血圧降下作用, 血管拡張作用	めまい等	過度の血圧低下や めまいに注意

※抗凝固療法の薬効は個体差が大きいためAPTTやPT-INRで管理するが,抗血小板薬の薬効は個体差が小さいため特異的な検査所見はない.

4 リハ中に気をつける検査値

常にこの検査値はチェック！

◆ **CRP, 白血球**
- 炎症反応の経過を把握し,熱発などの症状と検査所見に応じてリハの展開を検討する.

◆ **Hb, PT-INR, APTT**
- **消化管出血の出現**,抗凝固薬による**出血傾向がある場合**は,Hb低下やPT-INR上昇,APTT延長といった,出血にともなう貧血の有無と出血リスク双方を確認する.

◆ **D-ダイマー**
- 下肢麻痺はDVTの高リスク因子であり,肺塞栓症(PE)を起こしうる.PEは致命的な病態を招くため,下肢の理学所見とともにD-ダイマーが高値になっていないか確認する.

こんなときはこの検査値をチェック！

◆ **倦怠感**：「だるい」「食欲がない」
　↳ CRPを確認！

- 経口挿管後や球麻痺・意識障害などによって咳嗽反射が鈍くなることや,臥床状態での背側の圧迫により吸気が入りにくくなるため,炎症所見であるCRPが上昇に関与することが多い.
- 咳嗽反射は唾液を含む異物が気管に流入した場合に咳をして体外に排出しようとする反応である.
- 意識障害により**喀痰ができないこと**,臥床時間の増加による**分泌物の貯留**,嚥下障害による**誤嚥**などにより肺炎のリスクが増加する.

- 膀胱留置カテーテルが尿路感染の契機となるため，CRPとともに肉眼的に尿混濁の有無やその経過を確認する．

◆ **貧血**：「疲れやすい」「動悸・息切れがする」
　↳Hb，PT-INRを確認！
- Hbが低値またはPT-INRが高値の場合，血液検査と消化管出血に伴う黒色便等の有無，経過を確認する．
- Hb低下によって輸血が適応される場合や，PT-INRの過度な上昇によってビタミンKの投与が検討される場合，リハの中断や再開時期について主治医に確認する．

◆ **下腿の浮腫**：「なんとなく足が痛い」「足がむくんでいる」
　↳D-ダイマーを確認！
- DVTでは腫脹，浮腫，圧痛などの症状が出ることがあるが，無症状のことも多い．
- D-ダイマーの数値に比例して浮腫などの理学所見も顕著になるわけではない．DVTにともなう理学所見は目立たないことも多いため，運動麻痺や臥床などDVTのリスクとなりうる臨床経過をふまえ，D-ダイマーや理学所見を注意深く確認する．

◆ **低栄養**：「足が細くなった」「手に力が入れづらい」
　↳Albを確認！
- 低栄養状態での高負荷トレーニングは**筋肉量減少**を招く恐れがあり，栄養状態によって運動強度を検討する必要がある．
- Albは栄養状態を示す重要な指標であるが，半減期が14～21日と長く，栄養状態の改善が数値に反映されるまで日数を要するため，体重や筋肉量（周径），浮腫などの身体所見と栄養所見を組合わせて評価すべきである．
- Albによる明確なリハの進行基準や強度の設定はないため，身体所見と栄養指標を定期的にモニタリングし，その経時的変化に基づいた運動量の調整が求められる．

5 治療プログラム（図1）

- 発症直後から関節可動域練習や呼吸リハを実施する．
- 神経症状が安定していれば可及的早期に離床を検討する．
- 離床期には起立練習や装具療法を併用した歩行練習を導入し，廃用症候群の予防ならびに麻痺側下肢や体幹の機能的回復を促す．
- 低栄養状態では運動負荷量を調整しつつADLを拡大する必要があるため，起居動作や移乗動作などADLに直結する動作練習を選択する．

病期	Stage 1 (床上安静期)	Stage 2 (離床期)	Stage 3 (ADL拡大期)	目的
リハプログラム	関節可動域練習 →			・四肢，胸郭の可動性確保 ・DVTの予防
	呼吸リハ →			・肺炎や無気肺などの予防，改善
		起立練習 →		・廃用症候群の予防 ・動的バランスや麻痺側肢の機能回復
		歩行練習 →		・早期移動手段の獲得 ・動的バランスや麻痺側肢の機能回復
			ADL練習	・生活機能の拡大，再建
検査値	CRP，白血球			・肺炎などの合併症の評価
	Hb，PT-INR，APTT			・出血傾向や消化管出血などの合併症の評価
	D-ダイマー			・DVTの評価
	Alb			・栄養状態の評価

図1 ● リハのルートマップ
心原性脳塞栓症など，不整脈や心機能異常がある場合は心不全に準じた検査所見の確認も必要．

文 献
1)「脳卒中治療ガイドライン2015」(脳卒中合同ガイドライン委員会/編)，協和企画，2015

2）神経系疾患

② くも膜下出血

出合う頻度 ★★☆
検査値の重要性 ★★★

藤野雄次

表1 ● くも膜下出血における検査値の特徴

検査値		基準値	本疾患の検査値	検査値のとらえ方
血清ナトリウム （Na）		138〜145 mEq/L	・軽度減少： 　120〜130 mEq/L ・中等度減少： 　120 mEq/L以下 ・高度減少：110 mEq/L以下	・低ナトリウム血症は脳血管攣縮を増悪させる可能性があるため注意が必要である ・軽度減少：倦怠感 ・中等度減少：傾眠，頭痛，精神症状 ・高度減少：昏睡，痙攣
血清アルブミン （Alb）		4.1〜5.1 g/dL	・高値：脱水 ・低値：栄養障害，肝障害など	多量輸液などにより血液が希釈されることでも低下する
血清尿素窒素 （BUN）		8〜20 mg/dL	・高値：腎機能障害 ・低値：肝障害，低蛋白血症など	消化管出血により腎血流が減少すると上昇する
血清クレアチニン （Cr）		男性： 0.65〜1.07 mg/dL 女性： 0.46〜0.79 mg/dL	・高値：腎機能障害 ・低値：筋萎縮，尿崩症など	・尿中排泄量の増加によってCrは低下する ・中枢性塩類喪失症候群では尿量が増加する
BUN/Cr比		10	・高値：脱水，消化管出血など ・低値：肝不全，慢性腎不全など	尿量や水分摂取状況など，水分出納を確認する
脳脊髄液	①細胞数	5/μL以下	・高値：髄膜炎	髄膜炎は髄膜刺激症状や高熱，頭痛，嘔吐などの症状を呈する
	②髄液蛋白	15〜45 mg/dL	・高値：髄膜炎	
	③髄液糖	50〜80 mg/dL	・低値：髄膜炎 ・高値：糖尿病，脳出血	
血液ガス	①PaO_2	80〜100 mmHg	・低値：肺炎や無気肺など	・胸部X線所見の確認，呼吸音の聴診による評価を行う ・pH，重炭酸イオン濃度，Base Excess（BE），酸素飽和度も確認する
	②$PaCO_2$	35〜45 mmHg	・高値：無気肺など ・低値：肺水腫，発熱など	
C反応性蛋白 （CRP）		0.30 mg/dL以下	・基準値より高値：肺炎，髄膜炎など	炎症が重度であるほど高値を示す
白血球 （WBC）		3,300〜8,600/μL	・基準値より高値：肺炎，髄膜炎など	

1 疾患の特徴

- くも膜下出血の原因の大半は脳動脈瘤の破裂である．
- 一般的な転帰は死亡例3割，重度後遺障害例1割，転帰良好例6割である．
- 治療はネッククリッピング術やコイル塞栓術による根治術が実施される．
- 周術期は脳血管攣縮や髄膜炎，神経原性肺水腫など，さまざまな合併症に対して厳重な管理がなされる．
  - ▶ 脳血管攣縮の予防には脳槽灌流療法が行われ，医学管理上，**約2週間の身体活動制限**が生じる．
  - ▶ 脳血管攣縮による脳虚血予防の治療法の1つにトリプルH療法（Hypervolemia：循環血液量増加，Hypertension：高血圧，Hemodilution：血液希釈）がある．
- 亜急性期以降では，正常圧水頭症による**歩行・認知・排尿の障害**が出現することがある．

2 よく検査される項目と検査値（表1）

- くも膜下出血後の中枢性塩類喪失症候群は，**低ナトリウム血症**を引き起こすと考えられている．
  - ▶ 低ナトリウム血症で血漿浸透圧が低い場合，脳浮腫が増強される．また，脱水による循環血液量の低下は脳血管攣縮を悪化させる可能性がある．
- 食事ができないことや，術後の髄液排出により**低Alb血症**を生じやすく，これにより脳血管攣縮や頻脈が誘発される．
- 髄膜炎は腰椎穿刺により脳脊髄液（細胞数，髄液蛋白，髄液糖など）を検査することで診断される．
- 術後の人工呼吸器管理や神経原性肺水腫に対し，**血液ガス分析**（PaO_2，$PaCO_2$，pH，HCO_3^- など）を確認する．
- 人工呼吸器関連肺炎の重症度評価には，CRPや血液ガス分析の所見が有用である．

3 薬物療法（表2）

- くも膜下出血に対する薬物療法は，主に**抗脳浮腫薬，脳血管攣縮予防薬，抗てんかん薬，抗菌薬**である．

表2 ● 主な治療薬

薬剤名	検査値への影響	薬効	副作用	リハの注意点
抗脳浮腫薬 (塩酸ファスジル)	特になし	脳血管攣縮とこれにともなう脳虚血症状の改善	出血傾向	神経症状の出現や転倒に注意
脳血管攣縮予防薬 (オザグレルナトリウム)	特になし	脳血管攣縮とこれにともなう脳虚血症状の改善	出血傾向	神経症状の出現や転倒に注意
抗てんかん薬 (カルバマゼピン)	特になし	抗痙攣作用	鎮静,めまい	意識(鎮静)状態を確認
抗菌薬 (メロペネム)	脳脊髄液 　細胞数↓ 　髄液蛋白↓ 　髄液糖↑	抗菌薬	腎障害	熱発などの症状を確認

※オザグレルナトリウムは投与方法によって抗血小板作用と表2に示した作用がある.

- 低ナトリウム血症や消化管出血などの合併症に対する血液検査,薬物療法などの医学的管理も重要である.

4 リハ中に気をつける検査値

常にこの検査値はチェック!

◆ Na

- 中等度の低ナトリウム血症(120 mEq/L以下)は傾眠や頭痛などの症状があり,重度になると昏睡や痙攣を生じる.
- Naに基づくリハ進行基準はないため,低ナトリウム血症にともなう症状に応じてリハプログラムを調整し,**意識レベルの低下がみられたら離床は中断**する.Naが補正され,低ナトリウム血症の随伴症状が改善すれば再度リハプログラムの上方修正を検討する.

◆ BUN, Cr

- BUNとCrの比(BUN/Cr比)が10より高値の場合は**脱水**が示唆される.
- BUN/Cr比に基づくリハ進行基準はないが,経時的変化から改善あるいは悪化傾向を判断しリハプログラムの進行を検討する.また,脱水にともなう**頻脈**や**血圧低下**などの症状も確認する.

こんなときはこの検査値をチェック！

◆ 軽微な神経症状の出現：「言葉がでにくい」「微妙に左右で力が違う」
↳ **Na，IN/OUT バランス**を確認！

- Na や IN/OUT バランスは厳重に管理されているが，病態や治療状況を把握する．
- 脳血管攣縮による脳虚血は意識障害や片麻痺を生じるが，虚血が軽度の場合は**構音障害**や**失語症状**，**運動麻痺**を見過ごしやすい．
- 意識レベルの経過や MRA による血管評価の所見とあわせて確認する．
- 軽微な神経症状であっても，さらに脳血管攣縮による虚血が進行する可能性がある．**症候性の脳血管攣縮**を生じた場合，離床は中断し，床上でのリハプログラムに変更する．
- 神経症状の固定化，あるいは脳血管攣縮期離脱後は離床再開を検討する．

◆ 呼吸状態の悪化：「息が苦しい」
↳ **胸部X線，動脈血ガス分析**を確認！

- SpO_2 の正常値は 96 % 以上であり，正常値を下回ると呼吸不全が疑われる．
- 肺炎や無気肺は体位ドレナージなど**呼吸リハ**の適応を検討する．
- 息苦しさがある場合，自覚症状に応じてリハプログラムや運動の種類・負荷量を調整する．
- SpO_2 が低値であっても，座位姿勢により呼吸状態や息切れを改善させることが期待できる場合は離床を検討する．
- 神経原性肺水腫に対する治療は，肺胞内の水分除去や炎症抑制のための薬物療法，人工呼吸器管理を含む酸素投与などである．**呼吸リハが適応となることもある**が，直接的に病態を改善させることはない．
- 上肢や胸郭の柔軟性低下を予防するため，人工呼吸器管理中であっても上肢帯や胸郭へのストレッチを行う．

◆ 髄膜炎：「頭が痛い」「熱っぽい」
↳ **脳脊髄液，CRP，白血球**を確認！

- **高熱**や**意識障害**を呈する場合，積極的な運動療法は控える．
- 脳脊髄液の検査所見は髄膜炎の重症度を反映する．
- 急性炎症では CRP と白血球が相関して上昇する．
- 脳脊髄液の検査所見と身体所見などが改善傾向にあれば，離床や運動療法の再開を検討する．

5 治療プログラム(図1)

- 脳槽灌流療法中は,脳槽と脳室にドレーンが留置されているためリハではベッドサイドでの練習にとどめる.
- 医学的管理上,急性期管理中はADLの改善が難しいため,廃用症候群の予防と脳血管攣縮期以降の円滑なADL拡大を見据え,**四肢の筋力強化**(特に抗重力筋)を実施する.
- JCS0またはI桁,かつ合併症による全身状態の悪化傾向がなく,症候性脳血管攣縮がなければ**離床**(座位練習,起立練習)を開始する.
- 離床困難例では,呼吸器合併症の予防のため体位ドレナージなど呼吸リハの適応を検討する.
- 深部静脈血栓症(DVT)の予防を目的に,足関節底背屈運動の指導や関節可動域練習を実施する.

病期		Stage 1 術後〜第3病日	Stage 2 第4〜14病日	Stage 3 第15病日〜	目的
リハプログラム	関節可動域練習	→	→	→	・四肢,胸郭の可動性確保 ・DVTの予防
	呼吸リハ	→	→		・肺炎や無気肺などの予防,改善
	座位・起立練習		→		・筋力や体力低下の予防 ・円滑なStage 3への移行
	歩行練習			→	・移動手段の早期獲得
	四肢の筋力強化	→	→		・生活機能の拡大,再建
	ADL練習			→	
検査値	Na, BUN, Cr	→			・脳血管攣縮のリスク評価
	脳脊髄液, CRP	→			・髄膜炎や肺炎などの合併症の評価

図1 ● リハのルートマップ
症候性脳血管攣縮がなければ,脳槽灌流療法中でも抗重力位での練習を導入する.

2）神経系疾患

③ 脊髄損傷

出合う頻度 ★ ★ ★
検査値の重要性 ★ ★ ★

羽田晋也

表1 ● 脊髄損傷における検査値の特徴

検査値		基準値	本疾患の検査値	検査値のとらえ方
白血球（WBC）		3,300～8,600/μL	基準値内	● 感染・炎症により上昇する ● 褥瘡で高値となる
C反応性蛋白（CRP）		0.3 mg/dL 以下	基準値内	● 感染・炎症により上昇する ● 褥瘡で高値となる
赤血球沈降速度（血沈）		男性：2～10 mm/時 女性：3～15 mm/時	基準値内	● 炎症，組織の崩壊を反映する ● 難治性の褥瘡・異所性骨化で高値となる
クレアチンキナーゼ（CK）		男性：59～248 IU/L 女性：41～153 IU/L	基準値内	● 筋組織の障害で高値となる
アルカリフォスファターゼ（ALP）		106～322 IU/L	基準値内	● 異所性骨化で高値となる
血清アルブミン（Alb）		4.1～5.1 g/dL	基準値内	● 栄養状態や肝機能の指標として重要である ● TPに異常を認めた場合の原因の1つとして考えられる ● 排泄機能が低下しているため注意を要する
血液ガス	① PaO_2	80～100 mmHg	基準値内	● 呼吸不全ではPaO_2が低値，肺胞低換気や呼吸筋・神経障害では$PaCO_2$が高値，過換気症候群では$PaCO_2$が低値となる
	② $PaCO_2$	35～45 mmHg		
	③ HCO_3^-	22～26 mEq/L		
	④ $AaDO_2$	10以下		
	⑤ BE	-2～+2 mEq/L		
	⑥ SaO_2	93～98%		
酸塩基平衡（pH）		7.35～7.45		

1 疾患の特徴

- 脊髄損傷の原因は，**外因性**（交通事故や転落，転倒，スポーツなど）と**内因性**（変性疾患や腫瘍，脊椎疾患など）に大別される．
- 随伴症状は，損傷部以下の**運動麻痺**や**知覚麻痺**，**膀胱直腸障害**，**呼吸障害**に加え，第5〜6胸髄以上の脊髄損傷では**自律神経障害**（起立性低血圧，体温調節障害，自律神経過緊張反射）が生じる．
- 合併症は**拘縮**，**褥瘡**，**肺塞栓症**や**深部静脈血栓症**，**異所性骨化**や**骨萎縮**などがあげられ，リハを円滑に進めていくうえでこれらの予防は重要となる．
- 頸髄・胸髄損傷患者の死因は，悪性新生物以外は呼吸障害，心障害，尿路障害が多いため検査値の変動に注意する．
- 脊髄損傷は，単一の疾患ではなく，運動・知覚麻痺を主体としながらもさまざまな随伴症状が混在する複合的な疾患として捉えるべきである．

2 よく検査される項目と検査値（表1）

- 呼吸機能検査（スパイロメトリー）では％肺活量と1秒率から換気障害の有無を調べる（表2）．脊髄損傷では肺に基礎疾患がない限り，呼吸筋麻痺にともなう拘束性の換気障害を呈する．
- 異所性骨化は，受傷後1〜4ヵ月くらいに股関節，次いで膝関節に発症することが多く，急性期では関節周辺に腫脹，発赤，熱感が出現するため血沈・CK・ALPが高値となる．
- **褥瘡**は，麻痺部の骨突出部（坐骨，仙骨，尾骨，大転子など）に好発する．骨髄炎をともなう難治性の褥瘡では白血球とCRPに加え**血沈も高値**となる．

表2 ● 呼吸機能検査による換気障害の判別

正常	％肺活量が80％以上，1秒率が70％以上
拘束性障害	％肺活量が80％未満
閉塞性障害	1秒率が70％未満
混合性障害	％肺活量が80％未満，1秒率が70％未満

3 薬物療法（表3）

- 神経障害性疼痛に対してはプレガバリンが汎用されている．
- 筋弛緩薬は中枢性と末梢性のものに大別される．
- 薬の服用により症状が悪化し，検査値に影響する可能性があるので，注意して経過をみていく．

4 リハ中に気をつける検査値

常にこの検査値はチェック！

◆ 白血球，CRP

- 白血球・CRPが高値の場合，バイタルサインと**炎症徴候**（発赤・腫脹・熱感・疼痛），**感染徴候**（発熱・咳）の有無を確認する．
- これらが高値を示す場合は，その原因（肺炎もしくは他臓器の損傷，尿路感染，褥瘡など）により対応が異なるため，リハの継続・中止・再開については，医師と相談し決める．

◆ Alb

- 褥瘡では滲出液が多い場合にAlbが漏出し低値を示す．
- リハの継続・中止・再開や負荷量はAlbが低値となっている原因により異なるため医師と相談し決める．

表3 ● 主な治療薬

薬剤名	検査値への影響	薬効	副作用	リハの注意点
抗炎症薬 解熱鎮痛薬 （プレガバリン）	−	神経障害性痛の抑制	めまい，傾眠，意識消失，心不全，肺水腫，腎不全	バイタルサインの確認，ふらつき，意識障害の有無を確認
中枢性筋弛緩薬 （バクロフェン）	−	痙性麻痺，筋緊張状態の改善	意識障害，呼吸抑制，精神依存形成（幻覚，錯乱）	意識障害の有無・呼吸状態の確認
末梢性筋弛緩薬 （ダントロレン）	−	痙性麻痺，筋緊張状態の改善	蕁麻疹，肝機能障害，発熱，咳，胸痛，呼吸困難	バイタルサイン・呼吸状態の確認
消化性潰瘍治療薬 （酸化Mg）	−	制酸作用	重大な副作用はなし	体調に変化がないかを確認
大腸刺激性下剤 （センノシド）	−	便秘症の改善	重大な副作用はなし	体調に変化がないかを確認

🔖 こんなときはこの検査値をチェック！

◆ **継続する微熱**：「熱が下がらない」

　↳ **白血球，CRP，血沈**を確認！

- 難治性の褥瘡では，骨髄炎の有無をX線・CT・MRI・骨シンチグラフィーなどで確認し，細菌検査で起炎菌を確認する．
- 血液検査では**白血球，CRP，血沈**が高値となるため全身状態を確認のうえリハの継続・中止・再開については医師と相談し決める．

◆ **急な発熱，全身の震え**：「寒い」「しんどい」

　↳ **白血球，CRP**を確認！

- これらが高値の場合，尿路感染の可能性がある．
- 重症の場合は敗血症の可能性があり，白血球は低値，CRPは高値を示す．

5 治療プログラム（図1）

- 運動・知覚麻痺により身体が機能の残存部と麻痺部に分断されやすい．残存機能に見合ったADLを獲得するためには，新たな身体図式と運動感覚の習得が必要である．
- 横断性の完全運動麻痺を呈する脊髄損傷患者の動作は，健常な頃とは全く違う動作パターンとなり，残存部の力だけでは動作獲得困難である．
- 残存機能に即したADLを獲得するための重要なポイントは，不安定な土台（麻痺部）のうえでバランスを保ち，本来の上肢機能を再獲得することである．
- 頸髄損傷患者は，固定筋や拮抗筋の麻痺により，動作のなかで残存部の「筋力」を発揮しにくいため，筋力強化よりも「**筋再教育**」という視点が必要である．
- ベッド・車いす間の移乗動作は，寝返り・起き上がり動作に比べて難易度が高く，ADL自立の「鍵」となる動作である．
- 動作練習は，全体を通して理学療法士の適切な介助・誘導により円滑なフォームでの運動学習を進め，徐々に患者自身の運動へと導いて獲得へとつなげていくことが大切である．
- 不全頸髄損傷患者では，非骨傷性が多く，下肢機能が良好であれば歩行獲得の可能性は高いとされている．しかし，上肢機能の障害が重度な場合は，起居動作や更衣・整容・入浴動作の獲得に難渋する．

病期	急性期	回復期	生活期	目的
リハプログラム ポジショニング	→→→→→→→→→→→→→→			・良肢位保持と体位変換 ・褥瘡予防
呼吸練習	→→→→→→→→→→→→→→			・肺合併症の予防 ・呼吸機能の維持
関節可動域練習	→→→→→→→→→→→→→→			・関節拘縮の予防
筋再教育練習	→→→→→→→			・運動感覚の習得
座位バランス練習	→→→→→→→→→			・不安定な土台(麻痺部)の上でバランス獲得 ・長座位バランス:食事・更衣・排泄動作や直角移乗の獲得 ・端座位バランス:車いす駆動や側方移乗,トイレ車への移乗獲得
ADL練習		→→→→→→→→→→→		・残存機能に見合ったADLの獲得 ・新たな身体図式と運動感覚の習得 ・自助具や補助具を活用したADL獲得と維持
検査値 白血球,CRP	→→→→→→→→→→→			・感染症の有無を確認
Alb	→→→→→→→→→→→			・栄養状態の確認

図1 ● リハのルートマップ

文 献

1) 「脊髄損傷の治療から社会復帰まで—全国脊髄損傷データベースの分析から」(労働者健康福祉機構全国脊髄損傷データベース研究会/編),保健文化社,2010
2) 「とんでもなく役立つ検査値の読み方」(西崎祐史,渡邊千登世/著),照林社,2013
3) 「医者からもらった薬がわかる本 第30版」(医薬制度研究会/著),法研,2016

2）神経系疾患
④ パーキンソン病（PD）

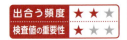

松田雅弘

表1 ● パーキンソン病における検査値の特徴

検査値	基準値	本疾患の検査値	検査値のとらえ方
C反応性蛋白 （CRP）	0.3 mg/dL 以下	・中等度上昇： 　1〜10 mg/dL 以上 ・高度上昇：10 mg/dL 以上	・病期の進行にともなう肺炎・感染症による炎症所見を確認する
ヘモグロビン （Hb）	男性：13.7〜16.8 g/dL 女性：11.6〜14.8 g/dL	・低値：10 g/dL 以下	・薬剤性の貧血により減少する
血小板 （PLT）	15.8〜34.8×10⁴/μL	・軽度減少：5〜15×10⁴/μL ・中等度減少：2〜5×10⁴/μL	・薬剤性の貧血により減少する ・リハ中の転倒に気をつける
脳性ナトリウム利尿ペプチド （BNP）	18.4 pg/mL 未満	・高値：100 pg/mL 以上	・薬剤性心不全により上昇する

1 疾患の特徴

- パーキンソン病（PD）は，中脳黒質のドパミンニューロンの脱落と，それに続く二次的な線条体の機能障害を呈する原因不明の神経変性疾患である．
- PDの有病率は人口10万人に対し約150人と言われ，好発年齢は50〜70歳である．
- 症状は，**運動症状**（安静時振戦・筋固縮・無動・姿勢反射障害）と**非運動症状**（精神症状・起立性低血圧・認知機能障害・リズム形成障害など）の2つに大別され，日常生活の制限やQOL低下をもたらす．
- 一側性の障害から徐々に進行し，両側性の障害，姿勢反射障害による歩行能力の低下（前屈姿勢・すくみ足・小刻み歩行）へつながり，転倒するという報告が多い．治療方針は薬物療法と運動療法である．
- PDに似た症状で脳血管性パーキンソン症候群や薬剤性パーキンソニズムがある．
- 薬の副作用による**症状の変動**（wearing-off, on-off），ジスキネシア，幻視・幻聴などの**精神症状の出現**が問題となる．

表2 ● 主な治療薬

薬剤名	検査値への影響	薬効	副作用	リハの注意点
レボドパ製剤 (L-ドパ)	血小板↓	ドパミンの補充	消化器症状，起立性低血圧，不随意運動，幻覚，妄想，溶血性貧血	転倒，飲水を促す
抗コリン薬 (ビペリデン)	―	アセチルコリンの抑制	消化器症状，かすみ目，口の渇き	転倒，飲水を促す
ドパミン受容体 刺激薬 (ドパミンアゴニスト)	薬剤性心不全によりBNP↑	ドパミンの働きの補助	動悸,強い悪心,幻覚，妄想，眠気，心臓弁膜症	易疲労性，転倒に注意

▶ wearing-off：薬物の有効時間が徐々に短くなり，症状が悪化すること．
▶ on-off：急激な症状の軽快と増悪を繰り返す現象．

2 よく検査される項目と検査値（表1）

- MRI/SPECT，血液検査，尿検査，髄液検査，脳波などの検査を行う．
- PDでは血液や尿の検査では異常な検査値を確認することができない．
- 病期の進行や薬物療法が長期化している場合は，CRP，Hb，血小板に注意する．
- 薬剤性の心不全が疑われる場合，BNPの上昇に注意する．
- 自律神経系の障害から起立性低血圧が頻発しやすいことをふまえ診断される．
  ▶ ヘッドアップティルト試験で60〜80度頭を上げ，その状態で血圧や心拍数を測定し，3分以内に収縮期血圧が20 mmHg，または拡張期血圧が10 mmHg以上の血圧低下が認められた場合，起立性低血圧と診断される．

3 薬物療法

- 運動障害に対してレボドパ製剤，ドパミンアゴニストなどの治療薬が用いられる．主に用いられる薬剤と副作用を表2に示す．
- 副作用，禁忌症や薬物相互作用をチェックする．PD治療薬の副作用として最も多いのは**消化器症状**で，この他に**起立性低血圧**や**動悸**に注意する．
- 非運動症状の出現により，認知症薬・抗うつ薬・消化吸収薬を服用していることがある．

4 リハ中に気をつける検査値

常にこの検査値はチェック！

◆ **CRP, 血小板, BNP**
- PD自体の進行による検査値の変動は少ない．
- 服薬による溶血性貧血や，心臓弁膜症による検査値の異常がみられる場合があるので，注意が必要である．

こんなときはこの検査値をチェック！

◆ **易転倒**：「ふらふらする」
↳ **Hb，血小板を確認！**
- 低値の場合，PD症状を抑制するための薬の効果，wearing-off，on-off状態が以前と比べて悪化していないか確認する．
- 薬剤性の溶血性貧血の進行の可能性があるため，医師に報告する．
- リハ中の急な転倒に注意する．

◆ **心臓疾患**：「息切れがする，疲れやすい」
↳ **BNPを確認！**
- 高値の場合，薬物療法にともなう心臓弁膜症の可能性がある．
- 専門医による胸部X線検査・心電図検査・心エコー検査など実施し，薬物療法の調整が必要となる．
- 心疾患が進行している場合は，運動量が過多にならないよう注意する．

◆ **熱発**：「体が熱っぽい」
↳ **CRPを確認！**
- 高値の際は病期の進行にともなって摂食嚥下が困難になり，咳嗽力が低下するため肺炎となることが多い．
- X線も確認のうえ，呼吸リハを実施する．

5 治療プログラム（図1）

- 「理学療法診療ガイドライン」によるとPDに対し「運動療法が，身体機能，健康関連QOL，筋力，バランス，歩行速度の改善に有効である（グレードA）」，「運動療法により転倒の頻度が減少する（グレードB）」とされている[2]．

病期	H-Y Ⅰ～Ⅲ 歩行可能期	H-Y Ⅳ～Ⅴ 歩行不可能期	目的
リハプログラム	関節可動域練習 →		●四肢，体幹の関節可動性の維持
	筋力増強運動 →		●適度な負荷の運動による筋力強化
	バランス練習 →		●立位または座位保持，外乱刺激に対する姿勢保持練習
	歩行練習 →		●感覚刺激や歩行補助具を使用した歩行練習
	ADL指導 →		●転倒予防から環境調整を含めた生活指導
		呼吸リハ	●体幹の柔軟性の維持，咳嗽力の維持
検査値	血小板，Hb，BNP →		●薬剤性の合併症である溶血性貧血，心臓弁膜症の早期発見
		CRP	●炎症症状，感染を把握

図1 ● リハのルートマップ

- 複合的な運動が推奨されており，トレッドミル歩行，筋力増強運動，バランス運動も有効とされる．
- 感覚刺激（聴覚，視覚，触覚，cueなどの使用）を応用し，床にテープを貼り横線をひく練習や，メトロノームのリズム音に合わせて運動を行う等すると効果がある．
- wearing-offやon-offがみられる場合，運動療法はon状態のときに実施する．
- PD治療薬の長期服用にともなう諸問題（効果の減弱，日内変動，精神症状等）を引き起こさないためにもL-ドパを低維持量で服薬としたうえでADL自立期間の延長を図り，転倒や呼吸器感染症・誤嚥などによる長期臥床を予防することが大切である．
- 姿勢障害または副作用による**転倒**に注意する．転倒を抑止するためにも手すりの設置・段差解消などの生活環境の調整を行う．
- H-Y（Hoehn & Yahr）のステージⅤでは，関節可動域運動，呼吸リハを褥瘡や関節拘縮の予防，咳嗽力の維持などを目的に実施する．

文 献

1) 「パーキンソン病治療ガイドライン2011」（日本神経学会/監），医学書院，2011
2) 「理学療法診療ガイドライン 第1版」（日本理学療法士協会/監），2011
   http://jspt.japanpt.or.jp/upload/jspt/obj/files/guideline/00_ver_all.pdf

2）神経系疾患
⑤ 筋萎縮性側索硬化症（ALS）

出合う頻度 ★★★
検査値の重要性 ★★★

金子賢人

表1 ● ALSにおける検査値の特徴

検査値	基準値	本疾患の検査値	検査値のとらえ方
血清クレアチニンキナーゼ（CK）	男性：59〜248 IU/L 女性：41〜153 IU/L	・高値：500〜1,000 IU/L	・CK上昇は軽度である ・一般的な血液検査では異常所見がみられないこともある
血清クレアチニン（Cr）	男性：0.65〜1.07 mg/dL 女性：0.46〜0.79 mg/dL	・病態の進展により減少傾向となる ・基準値の比較ではなく悪化傾向の有無を確認する	・発症時より時間の経過とともに減少を認める ・正常値を下回らない場合もある
血清尿素窒素（BUN）	8.0〜20.0 mg/dL	・病態の進展により低下傾向となる ・基準値の比較ではなく悪化傾向の有無を確認する	・内服薬の影響により腎機能の低下を認める ・そのため定期的に推移を観察する
白血球（WBC）	3,300〜8,600/μL	・基準値内	・炎症期に上昇する
C反応性蛋白（CRP）	0.3 mg/dL以下	・基準値内	・炎症期に上昇する
アルブミン（Alb）	4.1〜5.1 g/dL	・基準値内	・嚥下障害の進行により食事量が減少，体重減少により徐々に低栄養になる
総蛋白質（TP）	6.6〜8.1 g/dL	・基準値内	・嚥下障害の進行により食事量が減少，体重減少により徐々に低栄養になる
SpO_2	95％以上	・病態の進行により低下する傾向となる	・夜間88％以下が5分以上続く場合はNPPVを開始する
$EtCO_2$	40±5 mmHg	・病態の進行により上昇する	・呼吸不全の進行にともない，徐々に上昇してくる
スパイロメトリー	％VC（努力肺活量）：80％以上	・進行とともに低下する	・拘束性換気障害を評価する ・80％未満で本検査のルーチンで実施 ・50％未満でNPPVを開始する

| CPF | 300 L/分以上 | 基準値内 | ・自己咳嗽力を評価する
・270 L/分で機械的咳嗽補助開始
・160 L/分未満でNPPVを開始 |

1 疾患の特徴

- 筋萎縮性側索硬化症（ALS）は上位運動ニューロンと下位運動ニューロンが進行性に障害される神経変性疾患である．
  - ▶ 主として**四肢・体幹の筋力低下**や**筋萎縮**が特徴的である．
  - ▶ また，嚥下障害や呼吸機能障害も合併し，予後不良な転帰をとる．
- 多くは孤発性であるが，まれに家族性ALSがある．
- ほかにも遺伝性で下位運動ニューロンのみが障害される脊髄性筋萎縮症など類縁疾患がある．
- 直接的な原因についてはさまざまな説が存在するが，現在も確定的な原因は不明である．
- 有病率は10万人あたり2～3人で男性の方が多い．
- 初期症状としては**上下肢の筋力低下**や**脱力**が多い．四肢に筋力低下はなくても**嚥下障害**や**構音障害**から発見される場合もある．

2 よく検査される項目と検査値（表1）

- **筋電図**での検査はALSを鑑別するために最も一般的に行われる検査の1つである．特に安静時では**線維束性攣縮**（収縮）が出現する．
- ニューロパチーの鑑別のために神経伝導検査が必須である．
- 血液検査ではCKが軽度に上昇する．
- ALSの場合，診断にかかる中央値はさまざまな報告よりおおよそ12カ月程度とされている．そのためALSとはわからずに**原因不明または精査目的による評価の1つ**として理学療法や作業療法，言語聴覚療法の依頼があることも多い．

3 薬物療法（表2）

- 現時点では生存期間を数カ月延長するとされるリルゾールがある．
- 早期投与でADL低下の抑制効果があると示されたエダラボンがある．

表2 ● 主な治療薬

薬剤名	検査値への影響	薬効	副作用	リハの注意点
筋萎縮性側索硬化症用薬（リルゾール）	ALT↑ AST↑ γGTP↑	病勢進展の抑制	嘔気，眩暈，頭痛，眠気，肝機能異常	● 安静時や動作時の眩暈・嘔吐に注意 ● 眠気が強い場合，脱力しやすいので転倒に注意
脳保護薬（エダラボン）	RBC↓　γGTP↑ Hb↓　　BUN↑ ALT↑　Cr↑ AST↑　CK（CPK）↑↓	機能障害の進行抑制	急性腎不全，肝機能障害，黄疸，劇症肝炎，DIC等	リハ上の注意点はない

● 前述2剤が保険適応となっているのみで，症状の軽快や進行を十分に抑制するような薬剤は現在のところ存在しないのが実状である．

4 リハ中に気をつける検査値

常にこの検査値はチェック！

◆ CK

- ALSは他の神経筋疾患と異なり，CKの上昇は軽度である．しかし進行とともに上昇する傾向にあり，運動療法で**過負荷**になると**容易に上昇**する．
- 介入中はCKが高値の状態が続くことがある．その際は運動負荷に留意し，適宜プログラムの検討や変更が必要な場合がある．
- 介入前に**明らかな疲労**や**機能低下**がある場合は医師に確認し，介入の可否についても検討する必要がある．

◆ 白血球，CRP

- 呼吸障害や嚥下障害により，**誤嚥性肺炎**を容易に引き起こす可能性がある．その際は白血球やCRPは高値となる．
- 咳嗽力が低下していることが多く，肺炎が遷延する可能性があるため白血球やCRPの増加を確認する．
- 白血球・CRPはCKの上昇や肺炎など複数の要因でも上昇する．
- リハ介入時は白血球・CRPにより中止する理由はない．しかし，筋炎由来のCK上昇では運動負荷に留意しなければならない．

◆ Alb, TP

- 栄養状態を反映しており，全身状態の指標として確認する．
  - ▶ 特に低栄養の場合に運動負荷をかけると運動療法の効果はなく，かえって負荷として**状態が悪化する場合がある**．
  - ▶ 臨床症状としては疲労の訴えが強く，臥床傾向になりやすい．そのため運動負荷と栄養状態について検査値の推移を確認しながら評価・治療することが重要である．
- リハ中のAlb，TPによる中止基準はない．
- しかし，前述したように低栄養状態が続くなかで，高負荷の運動療法を続けることは，機能低下や易疲労を容易に引き起こす可能性がある．

こんなときはこの検査値をチェック！

◆ 易疲労性，脱力：「疲れた！」「力が入りづらい」
↳ **CK** を確認！

- 過度な筋力強化は進行性神経筋疾患にはoverwork weakness（**過用性筋力低下**）となり，CKが上昇し，急激な機能低下を招くので注意する．

◆ 呼吸機能低下，嚥下機能低下：「息があがる，苦しい」「飲み込みにくい」「なかなか寝られない」
↳ SpO_2，$EtCO_2$，スパイロメトリー，**CPF** などを確認！

- 呼吸・嚥下機能は進行にともない低下する傾向にある．そのため経時的に評価を実施する必要がある．
  - ▶ 肺活量（VC），努力性肺活量（%FVC），最大呼気圧（MEP），最大吸気圧（MIP），cough peak flow（CPF）などを定期的に評価することが重要である．
- 呼吸障害については血液ガスによる**酸素化の評価**を行うことが有用である．
  - ▶ しかし血液ガスは侵襲的であり積極的な実施が困難な場合がある．そのためパルスオキシメーターやカプノメーターなど非侵襲的な方法で継続した評価を実施することが重要である．

5 治療プログラム

- 運動療法を実施するにあたり，ALSは進行性の疾患であることを考慮し，その時期の障害像を早期に見極めて治療展開していくことが重要である（図1）．
- ALSは各病期を問わず，最終的には**呼吸障害**が問題となることが多い．そのため，

病期	ADL自立	ADL介助	ADL全介助	目的
リハプログラム	関節可動域練習 →	→	→	・四肢・体幹の可動性を確保 ・脊柱の変形予防
	筋力強化練習 →	維持練習 →	→	・症状進行にともなった筋力維持
	呼吸リハ →	→	→	・肺活量や咳嗽力の維持 ・呼吸・嚥下能力の維持
	寝返り・起居動作練習 →	→	→	・動作能力の維持 ・介助の場合，福祉機器や代償手段の獲得で能力維持
	立位・歩行・移乗練習 →	→	→	・立位・歩行が可能な場合，可能な限り能力の維持 ・歩行補助具の導入を検討する
	ADL練習 →	→	→	・症状の進行にともなった福祉機器の導入による機能維持 ・ADL能力の維持
検査値	CK，白血球，CRP →	→	→	・筋萎縮や感染を含めた炎症反応の推移の把握
	Alb，TP →	→	→	・栄養状態の把握

図1 ● リハのルートマップ

早期に**呼吸リハ**を導入することが重要である（図2）．
- 治療においては介入時期によって目的が異なる．
    - まだ診断がつかないような状態ではADLが自立していることが多い．この時期は四肢・体幹の徒手筋力検査や周径などの**身体機能評価**を実施し，経時的な変化を評価していく．
    - そして筋力・筋持久力の維持に努め，自立している動作をできるだけ維持させることが重要である．
- 進行期ALSにおいては文字盤やタッチセンサーなどのコミュニケーション（意思伝達）手段の支援を行い，生活状況に合わせた方法を確立させることが重要である．
- ADLの介助を必要とする時期には症状が徐々に進行し身体機能が低下してくる．このような場合は早期に問題点を把握し，機能低下している部位への代償手段の獲得や福祉機器の導入を行い進行予防に努めることが重要である．
- ADLが全介助になる時期では，多くが人工呼吸器での管理となる．この時期は呼吸リハが中心となる．特に胸郭可動性を維持させ，ポジショニングを含めた安楽な呼吸や姿勢をつくることが重要である．また**四肢の拘縮予防**や**褥瘡予防**も同時に行う必要がある．

病期	ADL 自立	ADL 介助	ADL 全介助	目的
リハプログラム	呼吸筋訓練 →→→→→			・換気能力や咳嗽力の維持 ・呼吸仕事量の軽減
		胸郭・呼吸補助筋の可動域維持 →→→		・胸郭のコンプライアンスの維持 ・換気量の維持・向上
	徒手的呼吸介助 →→→→→			・換気効率改善,咳嗽介助,排痰補助 ・在宅生活では家族への指導も重要
	息止め・舌咽頭呼吸 →→			・肺の弾性力の維持 ・緊急時の呼吸確保
		体位肺痰法 →→→		・排痰法の一部として気道クリアランスの確保 ・酸素化能・肺胞換気の改善
		人工呼吸療法 →→→		・人工呼吸器導入の有無や時期の検討 　(TPPV または NPPV)

図2 呼吸リハのルートマップ

文献

1)「筋萎縮性側索硬化症診療ガイドライン 2013」(日本神経学会/監), 南江堂, 2013

2) 神経系疾患
⑥ 多発性硬化症（MS）

出合う頻度 ★☆☆
検査値の重要性 ★☆☆

金子賢人

表1 ● MSにおける検査値の特徴

検査値	基準値	本疾患の検査値	検査値のとらえ方
抗アクアポリン4抗体	−	● 陰性	● 視神経脊髄炎では陽性のため，鑑別に使用される
髄液IgGインデックス	0.6以下	● 0.8以上	● 感度70〜80％ ● 髄液と血清のIgGとアルブミン濃度をもとに算出される
髄液オリゴクローナルIgGバンド	陰性	● 陽性	● 感度70〜80％ ● 髄液蛋白においてγグロブリン領域に幅広く濃染した数本のバンドが出現する ● MSや脱髄疾患で高率に検出される
白血球（WBC）	3,300〜8,600/μL	● 基準値内	● 炎症期に上昇する
C反応性蛋白（CRP）	0.3 mg/dL以下	● 基準値内	● 炎症期に上昇する
HbA1c	4.6〜6.2％	● 基準値内	● ステロイドの長期使用により上昇する
血糖	70〜110 mg/dL	● 基準値内	● ステロイドの長期使用により上昇する
クレアチニンキナーゼ（CK）	男性：59〜248 IU/L 女性：41〜153 IU/L	● 基準値内	● 筋に炎症があると上昇する ● MSの場合も基準値を超える

1 疾患の特徴

- 多発性硬化症（MS）は中枢神経内での空間的・時間的に多発し，寛解・増悪を繰り返す慢性の炎症性脱髄性神経疾患である．
- MSの類似疾患として視神経脊髄炎（NMO）がありMSとは治療方針が異なり，独立した疾患と考えるべきとの議論がある．しかし，歴史的な背景から難病指定区分

ではNMOと通常型多発性硬化症（cMS）を含めてMSとされている．
- ▶ 本稿では薬物治療の展開が異なってくるが，NMOとcMSを含めてMSとしている．
- MSは現在でも病態機序が明らかになっていないが，治療や研究は飛躍的に進んでいる．
- 臨床症状としては多彩な症状が出現することが最も特徴的といえる．
  - ▶ 多くの初発症状として**視力障害**を呈し，その後脱髄を起こした中枢神経部位に対して**運動麻痺**や**感覚障害**，**運動失調**，**膀胱直腸障害**を呈する．
  - ▶ 発作性掻痒と体温上昇に伴う症状増悪（Uhthoff現象）も特徴的な臨床症状の1つである．
- 有病率は人口10万人あたり8〜9人と報告がある．またMSは人種により有病率が異なる．

2 よく検査される項目と検査値（表1）

- 血液検査は一般的な検査の1つであるが，MSに**特異的な値を示すものはない**．血液検査において視神経脊髄炎と鑑別するため，抗アクアポリン4抗体を検査することがある．
- 頭部・脊髄のMRI検査は広く一般的な神経疾患の鑑別の際に用いられる．特にT2強調画像にて病巣が白く写し出される．そのなかでも中枢神経領域（脳室周囲，皮質直下，テント下，脊髄）の少なくとも2つの領域に病巣があることがMSの診断基準の1つである．画像の特徴は多数の斑状の病巣である．
  - ▶ MRIで病変が描出されない場合，潜在性病変の検出に誘発電位検査を実施する．特に視覚誘発電位，体性感覚誘発電位，運動誘発電位が用いられる．複数の検査を用いることで空間的多発性の証明となる．
- 髄液検査では腰椎穿刺にて髄液内の炎症や免疫反応を検査する．特にMSでは蛋白の増加や免疫グロブリンIgGの上昇を示す所見がある．

3 薬物療法（表2）

- 主に急性増悪期の症状回復を目的とした短期的な治療薬と再発予防や進行抑制目的で使用する薬物療法とに大別される．
- cMSもNMOも急性期の治療はメチルプレドニゾロン（MP）のステロイドパルス療法である．

表2 ● 主な治療薬

薬剤名		検査値への影響	薬効	副作用	リハの注意点
ステロイド (メチルプレドニゾロン)		Na↓ K↑ HbA1C↑ TC↑ TG↑	急性増悪の症状改善，運動耐容能の改善	易感染，骨粗鬆症，血栓，精神症状，など	転倒による骨折する可能性あり 易感染のため生活習慣の指導・励行
疾患修飾薬	インターフェロンβ1a	ALT↑　白血球↓ AST↑　血小板↓ γGTP↑	再発予防	発熱，インフルエンザ様症状，頭痛	発熱による症状の増悪（一時的な筋力低下や脱力）
	インターフェロンβ1b	ALT↑　白血球↓ AST↑　リンパ球↓ γGTP↑　血小板↓	進行抑制，再発予防	発熱・倦怠感，インフルエンザ様症状，頭痛	発熱による症状の増悪（一時的な筋力低下や脱力）
	フィンゴリモド	リンパ球↓ ALT↑ AST↑ γGTP↑	再発予防，進行抑制	黄斑浮腫，徐脈性不整脈，肝機能異常	リハ上の注意点はないが，低確率で易感染性となることがあるため注意

- cMSの場合，長期ステロイド治療には進行抑制効果がないため，慢性期の再発予防・進行抑制目的で疾患修飾薬（DMD）としてインターフェロンやフィンゴリモドが使用される．
  - ▶ 最近ではグラチラマー，ナタリズマブ，フマル酸ジメチルもDMDとして使用されはじめている．

4 リハ中に気をつける検査値

◆ リハ開始前の注意点

- 介入前より**明らかな脱力**や**疲労**がある場合は床上安静が必要となる場合もあるため医師にリハを継続するかを確認し，場合によってはリハを中止することがある．

◆ リハ介入中の注意点

- CKやCRPが高値の場合，筋力強化訓練や動作練習は低負荷での実施が望ましい．
- 特に急性期では易疲労を訴えることが多く，適宜，運動負荷の調整が重要である．

◆ リハ介入後の注意点

- 治療経過の中で，翌日の介入前に疲労感が残存していないかをチェックする必要がある．
  - ▶ 疲労感の残存や検査データをチェックし，悪化している場合は介入の可否を含め

◆ 介入時の禁忌
- 炎症期を中心に筋疲労や筋肉痛のような症状が出現する．
  - ▶ それらの症状緩和のため，**温熱療法の実施は禁忌**である．
  - ▶ 一時的な筋温の上昇により，更に症状が悪化することがあるため，物理療法の選択にも注意が必要である．

常にこの検査値はチェック！

◆ 白血球，CRP
- 一般的な炎症を示す所見であるが，**易感染による感染症**には注意を要する．ステロイドによる治療中は常に確認しながら経過を見ていく必要がある．

◆ HbA1c，血糖値
- 長期ステロイド薬の服用により**高血糖状態**になる傾向がある．長期にわたり高血糖状態が続くと体重減少や疲労が蓄積しやすく，活動量が低下し臥床傾向になりやすい．
  - ▶ 疾患の特異性と高血糖の推移を確認しながら活動量の維持・向上に努める．

こんなときはこの検査値をチェック！

◆ 急激な運動麻痺の増悪や脱力には注意！：「力が入らない」「力が抜ける」
↳ CK，CRP，白血球，体温，室温を確認！
- MSでは高温の環境下で症状が悪化することが知られている．リハを実施するにあたり室温や体温，運動強度，炎症など**身体的・環境的要素**に細心の注意を払って介入する必要がある．

◆ 介入時間による配慮が必要！：「疲れた」「午後だと調子が悪い」
↳ CK，体温を確認！
- MSの多くは**午後から夕方に疲労を訴える**ことが多い．その1つの要因として体温上昇にともなう症状悪化がある．そのため介入時間については身体状況を把握し配慮する必要がある．

◆ 炎症所見と体温に注意！：「暑い」
↳ CK，CRP，白血球を確認！
- MS患者の多くはステロイドによる治療が中心で，その副作用により易感染性になっていることが多い．一度感染症が起こると白血球やCRPが上昇し発熱を引き起こ

し，運動機能が悪化することが多い．
- 介入するにあたって感染症を予防することはリハを進めるにあたり最も重要な事項の1つといえる．

5 治療プログラム

- 急性期では病変の一時的な悪化も含めて，発熱，過熱，ストレス，疲労など筋疲労による脱力を誘発することがある．その場合，身体的な運動負荷は避け，安静を保つことが必要である（図1）．
- 急性期でのリハでは関節可動域の維持や筋力維持，体位交換や呼吸管理を含めた**廃用症候群の予防**に努める．
- 回復期では低負荷・高頻度を原則として筋力強化・維持していく．
- 回復期（症状安定期）では徐々に運動負荷量を増加させ，基本動作や歩行，ADL動作へと拡大していく．
  ▶ 症状が安定しているため，基本動作練習は過負荷に注意しながら積極的に導入していく．
  ▶ MSに特徴的な多彩な症状に対応する必要があり，障害像から脳卒中片麻痺や痙性対麻痺，脊髄損傷，失調症などに対応するようなリハを展開していく．

病期	急性期(急性増悪期)	回復期(症状安定期)	慢性期(障害固定時期)	目的
リハプログラム	関節可動域練習 →	→	→	・四肢・体幹の可動性確保 ・回復期での動作練習へ繋げるための拘縮予防
	筋力維持練習 →	筋力強化・維持練習 →	→	・急性期では低負荷での筋力維持
	呼吸リハ →	→	→	・急性期では胸郭の可動域や呼吸機能の維持
		基本動作練習 →	→	・動作獲得，代償手段の獲得，環境調整
		歩行練習や階段昇降などの移動練習 →	→	・安全な移動方法の検討・歩行補助具の導入の検討
		ADL練習 →	→	・可能な限りADL動作の獲得，維持 ・場合により，代償手段の獲得や福祉機器の導入の検討
検査値	白血球，CRP，HbA1c，血糖値 →	→	→	・感染症状があれば白血球は上昇 ・慢性期でのDMDの影響で低下してくる

図1 ● リハのルートマップ

- 慢性期については機能維持を目的としたリハを展開する．日常生活上での代償手段を検討し，効率よく生活できるように工夫する．特に**装具療法**や**福祉機器**の導入，**自助具の工夫**を行うことが重要である．

文 献

1) 「多発性硬化症診療ガイドライン2017」（日本神経学会/監），医学書院，2017
2) 川野 優，他：多発性硬化症の治療とリハビリテーション．JOURNAL OF CLINICAL REHABILITATION, 14 (7)：pp613-619, 2005

3) 小児疾患

① 脳性麻痺（CP）

出合う頻度 ★☆☆
検査値の重要性 ★★☆

松田雅弘

表1 ● 脳性麻痺における検査値の特徴

検査値		基準値	本疾患の検査値	検査値のとらえ方
C反応性蛋白（CRP）		0.3 mg/dL 以下	・中等度上昇：1〜10 mg/dL ・高度上昇：10 mg/dL 以上	・肺炎・感染症により上昇する
白血球（WBC）		3,300〜8,600 /μL	・軽度〜中等度増加：$1.0 \sim 5.0 \times 10^4 / \mu L$	・肺炎・感染症により上昇する
総ビリルビン（T-Bil）		5 mg/dL 以下（新生児）	・15 mg/dL 以上（2,500 g以下の体重の場合、12 mg/dL）	・新生児では病的黄疸に注意する ・核黄疸に注意する
血液ガス	SpO_2	95 % 以上	・90 % 未満	・呼吸不全により血液ガスは変化する
	PaO_2	80〜100 mmHg	・60 mmHg 以下	
	$PaCO_2$	35〜45 mmHg	・50 mmHg 以上	

1 疾患の特徴

- 脳性麻痺（CP）は、生後4週目までに生じる非進行性の脳障害であり、麻痺の類型として痙直型、アテトーゼ型、失調型、筋強剛型などに分類される．
- 出現する麻痺の分布で四肢麻痺，両麻痺などに分けられ，両側の上・下肢が麻痺する四肢麻痺が最も重症度が高い．
- 出生1,000人のうち約2人が罹患し，その半数が重度となる．
- CPの詳しいメカニズムや原因は解明されていないが，出生前の先天性の要因や，出生時・出生後の後天性の原因があり，周産期に生じるリスク因子（虚血・梗塞・早産・出生後の低酸素など）が影響する．
- 運動発達の遅延，認知言語発達の遅延などさまざまな病態を示す．出生後，**呼吸リスク**をともなうこともあり，適切な医療のかかわりが重要となる．
- 出生後からの長い経過のなかで，姿勢・運動の障害によって**変形・拘縮・呼吸障害・消化器障害**などの二次障害を引き起こす．

表2 ● 主な治療薬

薬剤名	検査値への影響	薬効	副作用	リハの注意点
筋弛緩薬 (ジアゼパム, バクロフェン)	－	筋弛緩	ふらつき,めまい,眠気,脱力感,吐き気	筋緊張が急激に低下しての姿勢保持が不安定,転倒
抗てんかん・ 抗痙攣薬	－	抗てんかん発作,抗痙攣発作	眠気,頭痛,めまい,ふらつき	てんかん・痙攣発作の有無および起きやすい状況の確認

2 よく検査される項目と検査値(表1)

- 頭部CT,頭部MRI,血液検査,脳波(てんかん)検査,運動機能検査を実施する.
- 出生後の血液検査では総ビリルビン値を評価することで**黄疸の有無**について調べる.
- 呼吸器疾患を合併する場合は,肺炎の合併も多い.そのため発熱や感冒症状の所見がある場合は,血液検査・X線検査を行う.
- 呼吸不全の目安はSpO_2 90%未満である.PaO_2が60 mmHg以下になると低酸素血症,さらに重症化すると$PaCO_2$の上昇がみられるため,必要に応じて血液ガスの検査を行う.
- 打診・聴診などで常に呼吸機能評価を行う.

3 薬物療法(表2)

- 重度なCP患者ほどてんかんや痙攣が多く,**抗てんかん薬・抗痙攣薬**を処方されていることが多い.
- 筋緊張が亢進している痙直型・アテトーゼ型には**筋弛緩薬**を用いる.筋に直接施注するボツリヌス注射も近年よく実施される.
- 嚥下障害がある場合は,バクロフェンの投与が逆流性食道炎にも効果的である.
- 骨量の低下に対して,ビスホスホネート製剤,ビタミンD,成長ホルモン剤が使用される.

4　リハ中に気をつける検査値

常にこの検査値はチェック！

◆ **CRP, 白血球**
- 炎症症状の評価に必要な検査項目であり，肺炎合併時には常に確認する．
- X線も確認し，必要に応じて呼吸リハを実施する．

こんなときはこの検査値をチェック！

◆ **熱発**：「体が熱っぽい」
　↳ CRP，白血球，SpO_2を確認！
- 痰の貯留などの肺雑音を聴診にて確認するため，聴診にて呼吸音を確認する．
- 呼吸リハ，体位排痰などの対応を適宜実施する．
- 誤嚥などにより肺炎となることが多い．**CRP・白血球の上昇とSpO_2が90％未満**となるのであれば，医師と相談して医療的な措置を行う．

5　治療プログラム（図1）

- 運動発達の程度，姿勢・筋緊張は呼吸に大きな影響を及ぼすので初回に評価する．
- CPで呼吸障害がある場合は拘束性換気障害，閉塞性換気障害とも生じる**混合性換気障害**である．拘束性換気障害には**胸郭の可動性の向上**を考え，閉塞性換気は排痰などの**呼吸リハ**を行う．
- 姿勢保持が困難な患者も多く，日常的によく保持する臥位（背臥位・腹臥位・側臥位）・座位などではクッションなどを使用した姿勢保持の環境を整える．
  - ▶ 姿勢保持の状態によっては全身の筋緊張も変化しやすく，呼吸だけでなく摂食嚥下機能にも影響する．特に**頭頸部の位置**や**頸部の緊張の程度**を把握する．
- 呼吸リハは痰の喀出量を増加させ，無気肺を改善するが，特にハイリスク児には肋骨骨折や脳障害が発生するおそれがあるので注意を要する．
- 肺炎予防のため徒手的な呼吸リハやhigh-frequency chest wall osillationなどの器具を使用した呼吸リハが勧められる．
- 人工呼吸器から抜管した新生児に呼吸リハを施行することにより，再挿管の機会が少なくなる．
- 呼吸機能の低下の要因に**側彎症**があるが，コルセットや座位保持装置による姿勢管理によって呼吸機能が改善する．

病期	呼吸機能が安定	呼吸機能が不安定	目的
リハプログラム	関節可動域練習 →→→→→		● 四肢,体幹の関節可動性の維持
	姿勢保持練習・調整 →→→→→		● 姿勢反応の促通,各姿勢保持能力の向上
	運動発達の促進 →→		● 姿勢反応の促通
		呼吸リハ →→	● 呼気介助手技など換気量の増加
		体位排痰 →→	● 排痰の促進
	ポジショニング →→→→→		● 福祉用具の導入,1日の姿勢管理
検査値		CRP,白血球 →→	● 炎症症状,感染を把握

図1 ● リハのルートマップ

文 献

1)「脳性麻痺リハビリテーションガイドライン 第2版」(日本リハビリテーション医学会/監),金原出版,2014

3）小児疾患
② 筋ジストロフィー

出合う頻度 ★☆☆
検査値の重要性 ★★☆

松田雅弘

表1 ● 筋ジストロフィーにおける検査値の特徴

検査値	基準値	本疾患の検査値	検査値のとらえ方
白血球 （WBC）	3,300〜8,600/μL	・軽度〜中等度増加： 　$1.0〜5.0×10^4/μL$	・肺炎・感染症により上昇する
クレアチンキナーゼ （CK）	男性：59〜248 IU/L 女性：41〜153 IU/L	・初期： 　高値 $1.5×10^3〜1.0×10^5$ IU/L ・進行期：低値 40〜50 IU/L	・CK上昇は薬剤性にも生じるため、内服薬を要確認 ・急性腎不全のリスクが高い ・進行して筋萎縮が進むと低値となる
アルドラーゼ （ALD）	男性：8.1〜13.0 IU/L 女性：6.0〜11.2 IU/L	・DMD：異常高値 ・他の病型：中等度	・筋肉細胞の損傷や代謝障害の程度を把握するのに役立つ
ミオグロビン （Mb）	70〜100 ng/mL	・高値 ・晩期： 　異常低値（10 ng/mL以下）	・心筋梗塞では1〜3日で正常となるが、DMDでは高値のままである ―
AST（GOT）	13〜30 IU/L	・高値（基準値の数倍）	・心筋や骨格筋の細胞に多く含まれる
ALT（GPT）	7〜42 IU/L		
脳性ナトリウム利尿ペプチド （BNP）	18.4 pg/mL未満	・EF30％時：60 pg/mL程度 ・EF20％時：100 pg/mL程度 ・EF10％時：150 pg/mL程度	・100 pg/mL以上は死亡リスクの予測因子となる
クレアチニン （Cr）	男性：0.65〜1.07 mg/dL 女性：0.46〜0.79 mg/dL	・基準値より低値	・進行して筋萎縮が進むと低値となる
シスタチンC （Cys-C）	男性：0.63〜0.95 mg/L 女性：0.56〜0.87 mg/L	・基準値より高値	・筋肉量などに影響されず腎機能の程度を反映 ・腎障害で上昇

1 疾患の特徴

- 筋ジストロフィーは「筋線維の変性・壊死を主病変とし，臨床的には進行性の筋力低下をみる遺伝性の疾患」[1]と定義される．
- 6つの病型のうち，**DMD**（Duchenne型筋ジストロフィー）は人口10万人に対し4〜5人であり，最も頻度が高い．
- 3〜5歳に転びやすいことで気づかれる．動揺性歩行（**トレンデレンブルグ歩行**）と呼ばれる特徴的な歩行を呈する．運動能力のピークは5歳頃で，以後は緩除に運動能力が低下し10歳頃に歩行不能となる．
- 関節拘縮や側彎が進行し，10歳以降に**呼吸不全・心筋症**を認める．呼吸管理や心筋障害治療で生命予後が延長し，平均寿命は30歳を超える．

2 よく検査される項目と検査値

- 筋細胞のなかに多く含まれる酵素（CK，ALD，AST，ALT，LDHなど）が，筋破壊のため異常に高値となる（**表1**）．
- CK-MMは骨格筋，CK-BBは脳，CK-MBは心臓に多く含まれ，本疾患はCK-MM，CK-MBの著しい増大がみられる．
- 筋肉内で合成されるCrの量は筋肉の量に比例するため，筋萎縮により低値となる．
- 本疾患の場合腎機能評価に**シスタチンC**測定が有用である．腎不全・腎障害の鋭敏なマーカーとなりうる．
- ステロイド治療や運動機能低下にともなう肥満や脂肪肝の評価として，血糖や血清脂質，γ-GTPの評価も行われる．
- 心機能に関してはBNPの値が有用とされ，左心機能改善のために薬物治療の指針が示されている（**第2章4-3参照**）．

3 薬物療法（表2）

- 短期的に有効性が確認されているのは**ステロイド**（プレドニゾロンなど）**治療**である．本薬剤によって歩行可能期間が延長しており，筋力や筋機能に関しても6カ月〜2年間の改善が認められている[1]．
- ステロイドの投与によって運動量・活動量が増加し，**ミオグロビン尿症**を認めることもあるので注意する．
- β刺激薬は，心筋収縮力を増加させ，気管支拡張作用をもつ．
- ACE阻害薬は，心不全や腎障害の治療に使用され，血圧を上げる物質を阻害することで血圧を下げる．

表2 ● 主な治療薬

薬剤	検査値への影響	薬効	副作用	リハの注意点
ステロイド（プレドニゾロン）	CK↑↓	筋力増強，歩行機能の延長，呼吸機能の保全	体重増加，骨折リスク（特に椎体）	抵抗運動は禁忌，転倒注意
β刺激薬（クレンブテロール）	BNP↑	心機能の改善または維持	動悸，頻脈，吐き気	呼吸状態・心拍数に注意
ACE阻害薬（ペリンドプリル）	BNP↑	心機能の改善または維持	血圧の低下	運動量に注意（低血圧などの自覚症状を確認する）

4 リハ中に気をつける検査値

常にこの検査値はチェック！

◆ **CK，Mb，Cr**
- 本疾患の初期ではAST・ALT・LDHがCKやMbとともに上昇し，Crが低値となる．
- 筋破壊の程度や全身の筋量変化は個人差があるものの，病気が進行し筋肉量が減ると，逆にCKやMbは低値となる．
- CKは活動度により変化し，運動で容易に上昇する．

◆ **白血球**
- **栄養状態と感染**を反映するため，白血球数の増大の有無を確認する．

こんな時はこの検査値をチェック！

◆ **易疲労性**：「疲れた」「もう休みたい」
　↳ ALD・CKを確認！
- 過度な運動は**過用性**（over work）となり，**筋破壊**を起こしている可能性がある．その場合，ALDとCKが高値となる．
- 易疲労性の訴えがあれば栄養状態の確認を行い，必要であれば血糖，血清脂質，血清TP，血清Tf，Alb，プレアルブミンの値も確認する．
- 常にALD・CKが高値の場合は，普段の生活の活動量が多い可能性があるため，過剰な運動は控えるよう指導する．

◆ **運動後の筋痛・有痛性筋痙攣**：「筋肉痛が続く」「筋がひきつる」
  ↪ CK を確認！
- 高値となっている場合，抵抗運動や日常動作で筋への負担が大きくなっている可能性がある．
- 負荷量が過剰である可能性があるため運動量を調整する．

◆ **筋力の低下**：「力が入りにくい」
  ↪ CK と Cr の変化を確認！
- 高値となっている場合病気の進行，または**廃用性の筋萎縮**が進んでいる可能性がある．
- 負荷量が過剰である可能性があるため運動量を調整する．

◆ **呼吸機能の低下**：「息切れがする」「胸がドキドキする」
  ↪ 動脈血ガス分析（PaO_2, $PaCO_2$, SaO_2, $A\text{-}aDO_2$, pH, HCO_3^-, BE），**BNP** を確認！
- 呼吸筋麻痺や胸郭の変形によって**拘束性換気障害**が生じていないか血液ガスで確認する．
- 病態が進行すると心筋の機能も低下するため，心機能の負担に注意を要する（特にDMD患者で**左心不全**）．心機能評価は心電図，心エコー，BNPが重要となる．

5 治療プログラム（図1）

- 徒手筋力測定を行い，**筋力**や**筋疲労の程度**を確認する．どの筋に負荷が生じているかを把握し，そのうえで福祉機器などの導入を考える．
- 初期に障害される筋は，大殿筋，中殿筋，大腿筋膜張筋，大腿二頭筋，大腿四頭筋，股関節内転筋，腓腹筋，僧帽筋，広背筋，肩関節内旋筋，頸屈筋である．
- 原則として，**低負荷・高頻度**の筋力維持のトレーニングを実施する．
- 日常の姿勢や動作が過剰な負担になっていないかを確認して，より動きやすい動作を指導する．
- 低酸素血症，高炭酸ガス血症になると換気補助，**非侵襲的陽圧換気**（**NPPV**）を用いる．
- 病期進行にともないNPPVは夜間のみの装着から，徐々に装着時間が延長するため，その際は**陽圧式人工呼吸**（**TPPV**）に移行する．

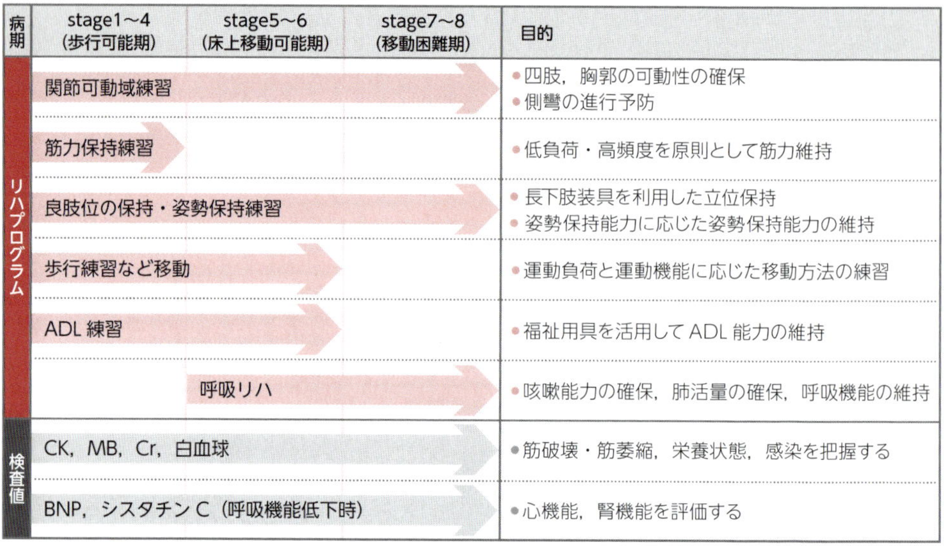

病期	stage1〜4 (歩行可能期)	stage5〜6 (床上移動可能期)	stage7〜8 (移動困難期)	目的
リハプログラム	関節可動域練習			● 四肢,胸郭の可動性の確保 ● 側弯の進行予防
	筋力保持練習			● 低負荷・高頻度を原則として筋力維持
	良肢位の保持・姿勢保持練習			● 長下肢装具を利用した立位保持 ● 姿勢保持能力に応じた姿勢保持能力の維持
	歩行練習など移動			● 運動負荷と運動機能に応じた移動方法の練習
	ADL練習			● 福祉用具を活用してADL能力の維持
		呼吸リハ		● 咳嗽能力の確保,肺活量の確保,呼吸機能の維持
検査値	CK, MB, Cr, 白血球			● 筋破壊・筋萎縮,栄養状態,感染を把握する
	BNP, シスタチンC (呼吸機能低下時)			● 心機能,腎機能を評価する

図1 ● リハのルートマップ
筋損傷による疼痛が生じるため,抵抗運動や遠心性収縮,過度なストレッチには気をつける.

文 献

1)「デュシェンヌ型筋ジストロフィー診療ガイドライン2014」(日本神経学会,他/監),南江堂,2014

3）小児疾患

③ 極低出生体重児

志真奈緒子

表1 ● 極低出生体重児における検査値の特徴

検査値		至適範囲	検査値のとらえ方
血液ガス	pH	7.30〜7.40	・新生児では踵からの静脈血を用いることが多いが，動脈ラインが確保されている場合は動脈血を用いることもある ・静脈血は動脈血と比較しpHはやや低値，PO_2は低値，PCO_2はやや高値，HCO_3^-とBEはほとんど変わらない
	PO_2	動脈血：80〜100 mmHg 末梢静脈血：40〜50 mmHg	
	PCO_2	30〜50 mmHg	
	HCO_3^-	20〜24 mEq/L	
	BE	−5 mEq/Lより高値	
血液検査	ヘモグロビン （Hb）※	生後7日以降：10〜22 g/dL	・高値で多血症・脱水，低値で貧血を疑う ・在胎期間・生後日数により変化し，出生時は高値で生後2カ月程度まで低下していく
	血糖	60〜150 mg/dL	―
	C反応性蛋白 （CRP）	0.3 mg/dL以下	・感染・炎症により上昇する
	アルカリフォスファターゼ （ALP）※	2,000 IU/L未満	・高値ではくる病を疑い，骨折に注意する
	N末端プロ脳性 ナトリウム利尿ペプチド （NT-proBNP）	―	・生後早期に高値を示し，成長とともに徐々に低下していく ・基準値は個体差がある ・新生児では絶対値ではなく，経時的変化をみることが多い
	サイロキシン（FT_4）	0.8〜2.6 ng/dL	・甲状腺ホルモンの1つである ・出生直後は母体の影響を受けやすい ・経時的な変動が大きい
	甲状腺刺激ホルモン （TSH）※	生後7日以降： 0.8〜12.0 mU/L	・出生直後は高値，母体の影響を受けやすい ・経時的な変動が大きい

※修正在胎週数により変動が大きい．ここでは修正在胎36週頃の値を記載．
　修正在胎週数：出生したときの在胎期間に出生後の週数を加えたものである．予定日は修正在胎40週となる．

1 疾患の特徴

- 極低出生体重児とは，出生体重が1,500 g未満の児のことである．全出生数のうち0.7％に当たる[1]．
- 早産にともない脳や肺，心臓など種々の臓器が未熟なまま出生し，胎外生活への適応が不十分であるため，新生児集中治療室（NICU）での管理を要する．
- **神経系疾患**（脳室周囲白質軟化症，脳室内出血，水頭症，低酸素性虚血性脳症）や**呼吸障害**，**心疾患・感染症**等を合併しやすい．
- 出生体重が小さく在胎期間が短いほど，発達が遅延しやすく，脳性麻痺や発達障害を生じるリスクも高い．
- 成熟とともに症状が変化しやすく，それに合わせたリハ介入が必要となる．そのため，本稿では**早期・不安定期・安定期**の3期に分けて説明する．
  - ▶ 早期は呼吸循環動態が不安定で生命予後に影響する．
  - ▶ 不安定期は，呼吸循環は安定しているが，刺激に対して過敏で泣きやすく，自律神経機能不全を生じやすい．
  - ▶ 安定期は自己鎮静能力が高まる．
- 身体機能としては，早期は四肢・体幹が低緊張で，姿勢は四肢伸展位の不良姿勢をとりやすい．徐々に筋緊張が高まり屈曲姿勢をとりやすくなる．

2 よく検査される項目と検査値（表1）

- 血液ガス（pH，PO_2，PCO_2，HCO_3^-，BE）は，呼吸循環動態把握のための指標となる．
- Hbの低下は，未熟児貧血や出血・感染の評価に使用できる．極低出生体重児は造血機能の発達が不十分であり，**未熟児貧血**を生じやすいため重要である．
- CRPは肺炎や敗血症等の感染の評価に用いられる．
- 極低出生体重児は耐糖能が低く**低血糖・高血糖**となりやすいために血糖値を確認する．
- 骨代謝マーカーであるALPは，**くる病で高値**となる．しかし骨形成でも上昇するため，診断のためにはX線などで評価を行う．くる病の場合は**骨折**に注意する．
- その他合併症がある場合は他の検査値も確認する必要がある．
- 新生児の検査値は，在胎期間や生後日数，採血時の状況（啼泣など）により値が変動するものが多いため，検査値のみでなく**バイタルサイン**（表2）や**児の状態・変化**（顔色や皮膚状態等）をみることが重要である．

表2 ● 極低出生体重児におけるバイタルサイン

バイタルサイン	正常値	補足
呼吸数	40～60回/分	● 多呼吸：60回/分以上 ● 無呼吸：20秒以上の呼吸停止かつSpO_2低下または徐脈やチアノーゼを伴う呼吸停止．在胎期間が短いほど発生頻度が高い[※1]
SpO_2	95%以上	● 酸素中毒による慢性肺疾患，未熟児網膜症の発症・増悪のため，90～95%を目標に管理する場合もある[※2]
心拍数	120～160回/分	● 頻脈：180回/分以上，徐脈：100回/分以下 ● 新生児は1回拍出量の調整が困難であり，心拍出量は心拍数に依存しやすい
体温	36.5～37.5度	● 体温調整機能が未熟であり，外的環境の影響を受けやすい

※1 陥没呼吸，肩呼吸等の努力呼吸の有無なども観察する．
※2 在胎期間，生後日数，酸素使用の有無，合併症の有無で異なる．

3 薬物療法（表3）

- 早期にはカテコラミン，輸液や利尿薬による呼吸循環の安定，栄養（グルコース，ビタミンK，アミノ酸，脂肪等）の補充を行う．
- 極低出生体重児は**安定した体重増加**が退院の目安の1つとなる．
  ▶ 不安定・安定期には発育のため母乳に加え，強化母乳，MCTオイル，ビフィズス菌等で栄養・吸収の強化を行う．
  ▶ くる病の場合には，アルファカルシドール，リン酸Na，Caを使用する．
- 安定期で主に問題となる**未熟児無呼吸発作，鉄欠乏性貧血**の改善のために，それぞれカフェインクエン酸塩，溶性ピロリン酸第2鉄を使用する．
- 肺高血圧症の合併がある場合は**肺動脈の拡張**を促すためにシルデナフィルを使用する．

4 リハ中に気をつける検査値

常にこの検査値はチェック！

◆ 血液ガス（pH，PO_2，PCO_2，HCO_3^-，BE）

- 呼吸循環動態の把握のため確認する．
- 当院では至適範囲（表1）外であれば医師と現在の病態や状況を共有したうえでリハ介入の可否，負荷量等を相談する．

表3 ● 安定期に使用する主な治療薬

薬剤名	検査値への影響	薬効	副作用	リハの注意点
Ca骨代謝改善製剤（アルファカルシドール）	Ca/Cr比↑ Ca↑ ALT（GPT）↑	ビタミンD代謝異常にともなう諸症状（低カルシウム血症，骨病変等）の改善	急性腎不全，高カルシウム血症（食欲不振・活気低下），肝機能障害，消化器症状（腹部膨満，嘔吐，下痢等）	消化器症状に注意
リン酸製剤（無水リン酸水素二ナトリウム）	P↑	低リン血症（くる病）	甲状腺機能亢進症，消化器症状	消化器症状に注意
乳酸カルシウム	Ca↑	低カルシウム血症	高カルシウム血症，消化器症状	消化器症状に注意
未熟児無呼吸発作治療薬（カフェインクエン酸塩）	Hb↓ Na↓ 血糖↑↓	未熟児無呼吸発作の改善	壊死性腸炎，胃出血，消化器症状，貧血，頻脈，高血圧	消化器症状，頻脈に注意
鉄欠乏性貧血治療薬（溶性ピロリン酸第2鉄）	潜血反応で偽陽性となることあり	鉄欠乏性貧血の改善	消化器症状，光線過敏症	経口練習中の嘔吐の誘発に注意
ホスホジエステラーゼ5阻害薬（シルデナフィル）	ー	肺動脈血管拡張	消化器症状，血圧低下，未熟児網膜症	消化器症状，血圧低下に注意

◆ Hb，血糖

- 貧血や低血糖時は**運動過負荷**とならないよう，負荷量に注意する．
- 当院においては修正在胎36週頃では**Hb 10 g/dL未満，血糖60 mg/dL未満**の場合，医師に相談する．

◆ CRP

- 哺乳練習中は**誤嚥性肺炎**のリスクがあるため，哺乳練習開始後のCRP値には特に注意する．
- CRPの上昇がみられた場合は哺乳練習継続の可否を医師に相談する．中止後の再開については医師と十分に検討する．

こんなときはこの検査値をチェック！

◆ 多呼吸，努力呼吸
↳ **血液ガス**（pH，PO_2，PCO_2，HCO_3^-，BE），**NT-proBNP** を確認！

- 血液ガスが至適範囲（表1）外のときは呼吸機能低下を含む全身性の疾患を疑う．
- 呼吸機能評価としては胸部X線にて慢性肺疾患の増悪，無気肺，肺炎等新たな病変がないかを確認する．
- NT-proBNPが前回の測定値と比較し大幅に上昇した場合は**心不全の増悪**を疑う．
- 心機能評価としてはNT-proBNPの他に，胸部X線，心エコー，心電図を確認する．

◆ 高体温，頻脈
↳ **CRP，サイロキシン（FT_4），甲状腺刺激ホルモン（TSH）** を確認！

- CRP高値の場合は感染を疑う．FT_4が高値，TSHが低値の場合は甲状腺機能亢進症の可能性がある．
- **CRP 0.3 mg/dL 以上**では医師に原因を確認しリハプログラム内容を検討する．
- FT_4，TSHが至適範囲（表1）外であれば医師へ確認する．

◆ その他
- 前述の代表症状以外に，無呼吸発作，state不安定，活気低下，哺乳不良，腹部膨満，消化不良，顔色不良などが，様々な疾病の初期症状として表れる場合がある．これらの症状は正常児の一過性の所見と重複することもあるが，増加や増悪を認める場合は特に注意を要する．
  ▶ state：新生児の行動を覚醒，睡眠，啼泣から分類した評価である．state良好とは落ち着いて覚醒できる状態のことである．

5 治療プログラム（図1）

- ポジショニングは，早期・不安定期には四肢伸展位の不良姿勢となりやすいため**良肢位**とする．
  ▶ 良肢位とは胎内環境を再現した四肢屈曲位の姿勢であり，呼吸循環の安定，児のストレス減少を目的として行う．
  ▶ 安定期のポジショニングは，必要に応じて発達促進を目的に行う．

病期	早期 修正在胎	不安定期 32週	安定期 36週	退院後 40週	目的
リハプログラム	ポジショニング	→	→	→	● 早期・不安定期は安静保持，安定期は発達促進
	呼吸リハ →				● 肺胞虚脱，分泌物貯留の予防と改善
		発達支援 →			● 安定期より運動・感覚発達促進
			哺乳評価・指導 →		● 哺乳能力の向上，方法の検討
	家族指導・支援		退院支援 →		● 家族が安心して生活を送れるよう，時期に合わせたサポート
検査値	血液ガス →				● 呼吸循環動態の把握
	Hb，血糖，CRP →				● 貧血，耐糖能異常，感染・炎症の有無の把握

図1 ● リハのルートマップ

- 呼吸循環が不安定である場合，呼吸リハでは，呼吸器合併症予防や改善のために**体位ドレナージ**を行う．
- 発達支援は，不安定期よりstateを良好に保ったうえで，触れられることに慣らすことから開始する．安定期には**視聴覚反応**を促しながら**定頸**をはじめとする運動・感覚発達を積極的に促す．
- 哺乳評価・指導は，安定期前から開始する．哺乳能力や児の運動特徴を評価し，哺乳介助方法や哺乳瓶の乳首の種類を検討し，看護師や家族に適切な方法を指導する．
- 家族指導は，早期・不安定期は家族関係の形成支援，安定期は退院に向けての育児支援を家族の精神面も含めて行う．退院後も外来で定期的に評価・指導を行う．

文 献

1) 平成27年人口動態調査：性・出生時の体重別にみた年次別出生数・百分率および平均体重．厚生労働省，2015
 http://www.e-stat.go.jp/SG1/estat/List.do?lid=000001157965

4) 呼吸・循環疾患

① 間質性肺炎（IP）

出合う頻度 ★★☆
検査値の重要性 ★★☆

渡邉陽介

表1 ● 間質性肺炎における検査値の特徴

検査値	基準値	本疾患の検査値	検査値のとらえ方
シアル化糖鎖抗原（KL-6）	500 U/mL 以下	・高値 ・同一患者内の値の推移で重症度を比較	・臨床で汎用されるバイオマーカーである ・原発性肺癌などでも上昇するため注意する ・IPF患者では1,000 U/mL 以上で予後不良である
肺サーファクタントプロテインA（SP-A）	43.8 ng/mL 以下	・高値 ・同一患者内の値の推移で重症度を比較	・喫煙や加齢でも上昇するため注意する
肺サーファクタントプロテインD（SP-D）	110 ng/mL 以下	・高値 ・同一患者内の値の推移で重症度を比較	・バイオマーカーのなかで最も初期から上昇する
乳酸脱水素酵素（LDH）	120～240 IU/L	・高値（急性増悪時）	・間質性肺炎の活動性の指標である ・一般的な炎症でも上昇するため注意する
動脈血酸素分圧（PaO_2）	80～100 mmHg or 100 － 0.4×年齢 mmHg	・低値	・酸素化能の把握に必須な評価指標である

間質性肺炎の病型によって検査値の変動が異なるため注意.

1 疾患の特徴

- 間質性肺炎（IP）とは，画像所見にて両側のびまん性陰影を認める疾患のうち，肺の間質を主病変とする炎症性疾患の総称である．そのうち，原因が明らかでないものを特発性間質性肺炎（IIPs）といい，そのなかでも特発性肺線維症（IPF）は約60％を占め最も頻度が高い[1]．

- 臨床経過は病型によって大きく異なるが，IPFは慢性経過を示すことが多く，リハの適応となる場合が多い．

- IPFは予後不良な疾患であるが，その自然経過はさまざまであるため予測は困難である．
- IPでは労作時の**低酸素血症**や呼吸困難，**乾性咳嗽**を主症状とし，身体所見として**捻髪音**（fine crackles）の聴取や**ばち指**を呈する場合が多い．

2 よく検査される項目と検査値 (表1)

- IP患者では血液検査所見以上に画像所見や呼吸機能検査の把握が重要となるため，これらの確認が必要となる．
- 肺組織の破壊と関連する検査値として，肺胞上皮由来のバイオマーカーであるKL-6，SP-A，SP-Dが病態のモニタリングや予後予測，治療反応性の評価に用いられる．
- KL-6，SP-A，SP-Dは病型によりその変動が異なるため，疾患そのものの重症度を数値で比較するのではなく，同一患者内の推移を把握する．
- バイオマーカーのなかでも**KL-6**が臨床で汎用されるが，原発性肺癌などでも上昇を認めるため併存疾患の存在を加味する必要がある．
- LDHは急性期に上昇するため，間質性肺炎の活動性を反映する指標となる．しかし，LDHの疾患特異性は低いため，その他の炎症をきたす原因の有無を考慮して活用する必要がある．
- **低酸素血症**に関して，PaO_2の把握に加え，労作時にはSpO_2のモニタリングを行うことが必須となる．
- 重症例では重度の**拘束性肺障害**をきたし低酸素血症に加え高炭酸ガス血症をきたす場合もあるため，動脈血液ガス分析ではPaO_2に加えpHや$PaCO_2$，HCO_3^-などの**換気・酸塩基平衡の検査値**も確認することが重要である．

3 薬物療法 (表2)

- 病型によって薬物療法は異なるが，IPF以外のIIPsに関してはステロイドや免疫抑制薬が用いられることが多い．
- ステロイドや免疫抑制薬は重篤な**副作用を惹起する可能性がある**ため，それらの把握やモニタリングが必要となる．
- IPFに対する根治治療は存在せず，従来は対処療法が中心であったが，近年では抗線維化薬（ピルフェニドン，ニンテダニブ）の効果が注目されている．

表2 ● 主な治療薬

薬剤名		検査値への影響	薬効	副作用	リハの注意点
ステロイド（プレドニゾロンなど）		KL-6 ↓ SP-A ↓ SP-D ↓ LDH ↓	抗炎症作用	筋力低下，易感染性，代謝異常など	感染，高血圧などのリスク管理
免疫抑制薬（シクロスポリンなど）				骨髄抑制，悪心，嘔吐	感染対策
抗線維化薬	ピルフェニドン		抗線維化作用，FVCの低下抑制，急性増悪の抑制	光線過敏症，消化器症状	日光を浴びない配慮が必要
	ニンテダニブ			下痢，肝酵素上昇	ー

4 リハ中に気をつける検査値

常にこの検査値はチェック！

◆ KL-6，SP-A，SP-D
- これらは肺組織の破壊や疾患の進行度の参考となる検査値であるため，安定期の水準を基準とし，介入時にその増減を確認することが望ましい．

◆ LDH
- LDHはIPの活動性を反映するため，**急性増悪期**などは頻回な確認が必要となる．
- これらの検査値からリハの実施の是非や運動強度を規定することはできないが，著しい上昇を認めた場合には，その他の臨床症状をふまえ，医師とリハ実施内容について検討することが望ましい．

こんなときはこの検査値をチェック！

◆ いつもより労作時の酸素化が悪い：「息切れが強い」「SpO_2 が下がる」
　↪ **動脈血液ガス分析**（PaO_2），LDH，SP-Dを確認！

- 臨床症状の悪化から**急性増悪**が示唆されるため，低酸素血症に関して PaO_2 を確認する．
- 活動性を反映するLDHに加え，バイオマーカーのなかでも最も初期から上昇するSP-Dの把握も重要である．
- 労作時の酸素化に関しては，これらの検査値ではなく簡便に評価が可能な SpO_2 を用いることが一般的である．医師と酸素流量の変更を協議のうえ，SpO_2 が90％以上を維持できるような運動負荷を設定することが望ましい．

- **いつもより反応が悪い**：「ぼーっとする」「辻褄が合わない」など
  - ↳**動脈血液ガス（pH，PaO_2，$PaCO_2$，HCO_3^-）を確認！**
- 重症の拘束性障害により慢性的にCO_2の貯留を認めるものでは，感染や急性増悪を契機にCO_2**ナルコーシス**を生じるリスクを有する．
- **$PaCO_2$の上昇**や**pHの低下**に加え，**CO_2ナルコーシスの症状**（意識障害，顔面紅潮，四肢の振戦，発汗，頭痛など）を認める場合には，医師に報告し**リハの中止**を検討し，酸素投与量の減少や人工呼吸療法による換気補助などの対処が必要となる．

5 治療プログラム（図1）

- IP患者に対する呼吸リハは，コンディショニングや筋力トレーニング，持久力トレーニング，ADLトレーニングに加え，患者教育，栄養療法，精神心理学的サポートを含む包括的なプログラムで構成される．
- 労作時の呼吸困難が強い患者では，運動に対するコンプライアンスを維持できるように，**低負荷の運動処方**から導入を行い，適切なオリエンテーションを行うことが重要である．
- 筋力トレーニング時に呼吸困難の増強や低酸素血症を認める場合には，1セットの回数を少数とし，セット間に休憩を挟むなどの対処を検討する．
- 運動療法中にSpO_2が持続的に90％を下回る場合には，酸素療法の併用や運動負荷量の調整，インターバルトレーニングなどの運動様式の変更などの工夫が必要となる．
- 持久力トレーニングや筋力トレーニングの実施が困難な重症例においては，コンディショニングやADLトレーニングを中心としたプログラムを検討する．

病期	軽症	中等症	重症	目的
リハプログラム	コンディショニング		→	・呼吸補助筋のリラクセーション ・胸郭を含む関節の柔軟性維持
	筋力トレーニング		→	・筋力・筋持久力の維持，改善
	持久力トレーニング	→		・運動耐用能の維持，改善
		インターバルトレーニング	→	・低酸素血症や呼吸困難が強く持久力トレーニングが導入が困難な場合に選択
	ADLトレーニング		→	・ADL能力の維持，改善
	患者教育，栄養療法など		→	・疾患管理による急性増悪の予防
検査値	KL-6, SP-A, SP-D, LDH, 動脈血液ガス		→	・IPの活動性の把握 ・急性増悪のモニタリング ・低酸素血症の程度を考慮し酸素療法の開始を検討

図1 ● リハのルートマップ

文 献

1) 「特発性間質性肺炎 診断と治療の手引き 改訂第3版」(日本呼吸器学会びまん性肺疾患診断・治療ガイドライン作成委員会/編), 南江堂, 2016

4) 呼吸・循環疾患
② 心筋梗塞

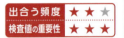

田屋雅信

表1 ● 心筋梗塞における検査値の特徴

検査値		基準値	本疾患の検査値	検査値のとらえ方
クレアチンキナーゼ	CK	男性：59〜248 IU/L 女性：41〜153 IU/L	● 急激な上昇	● 心筋梗塞発症4〜8時間で上昇する ● CKの上昇は骨格筋の障害でも生じるが，CK-MBの上昇は心筋特有のマーカーであるため，急上昇は心筋梗塞が疑われる
	CK-MB	12 ng/mL以下		
心筋トロポニンT（TnT）		0.014 ng/mL以下	● 急激な上昇	● 心筋梗塞発症3〜6時間で上昇し，約2週間は検出可能であるので，発症後数日経過した場合でも診断が可能となる ● 急性心筋梗塞の心筋マーカーとして特異度が高く初期診断に用いられる
心筋トロポニンI（TnI）		26.2 pg/mL以下		
ミオグロビン（Mb）		70〜100 ng/mL以下	● 急激な上昇	● CKよりも早く上昇するが，骨格筋障害でも上昇し特異度が低く，心筋梗塞の重症度との関連も低い
心臓型脂肪酸結合蛋白（H-FABP）		5.0 ng/mL以下	● 急激な上昇	● 心筋障害1〜2時間で上昇するため，超急性期での診断が可能である
脳性ナトリウム利尿ペプチド（BNP）		18.4 pg/mL未満	● 40〜100 pg/mL：軽度心不全 ● 100〜200 pg/mL：心不全の治療対象となる可能性がある ● 200 pg/mL以上：直ちに心不全の治療対象となる	● 慢性的に高値を示した場合は心不全を合併しているため，心不全増悪に注意した介入が必要である

1 疾患の特徴

- 心筋梗塞とは冠動脈内の不安定プラークの破綻により血栓性閉塞をきたし，心筋が壊死する病態である．
- 発症すると30〜40％は心室細動（VF）で死亡するため，直ちに救命されなければならない疾患であり，いまだにわが国の死因の上位に位置する．
- 心筋への血流の灌流が途絶した後，心筋の壁運動異常が生じてから心電図に変化（ST上昇）が起きている（図1，2）．この変化は数十秒で起きるため，リハ中に**心電図変化を認めたらリハスタッフは直ちにリハを中止し医師への報告後指示を仰ぐ**（ショック状態であれば直ちにリハスタッフが救急処置などを行う場合はその限りではない）．
- 急性発症するため予兆をとらえることは難しいが，**強い胸痛**や**冷や汗**を認めることが多い．糖尿病を有する患者は無症状のことも多い．心筋へのダメージが大きいと心不全を合併することがあるため，**急性心不全の症状（心原性ショック）**をともなうことも多い（表2）．
- 心筋梗塞に付随する合併症は，急性心不全，（致死性）不整脈，心破裂，乳頭筋断裂（僧帽弁逆流）など重篤であるため，冠動脈の治療だけでなく**合併症への治療**も必要となることが多い．
- 心筋梗塞の背景に生活習慣病（高血圧，糖尿病，脂質異常症，喫煙，肥満，運動不足）があるため，再発予防として**治療後に心リハを行うべき**疾患である．

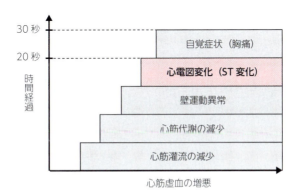

図1 ● 心筋虚血のカスケード

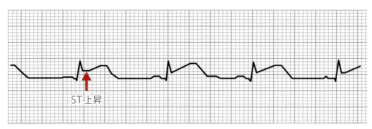

図2 ● 心筋梗塞の心電図変化

表2 ● Killip分類

型	臨床像	心不全症状（NYHA）
I	● ポンプ失調なし ● 肺ラ音なし，Ⅲ音なし	なし（Ⅰ度）
Ⅱ	● 軽度〜中等度の心不全 ● 肺ラ音を全肺野の50％未満の領域で聴取（肺うっ血），Ⅲ音あり	あり（Ⅱ〜Ⅲ度）
Ⅲ	● 重症心不全 ● ラ音を50％以上の領域で聴取（肺水腫）	あり（Ⅲ〜Ⅳ度）
Ⅳ	● 心原性ショック ● 血圧90 mmHg以下，末梢循環不全	あり（Ⅳ度）

2 よく検査される項目と検査値（表1）

- 初期診断として12誘導心電図による心電図変化や心エコー検査による壁運動異常の有無を評価することが必須である．
- 心筋梗塞が疑われ，かつ血液検査では白血球・AST（GOT）・CKなどの上昇を認めた場合，確定診断のためにミオグロビン，トロポニン，CK-MBなどの生化学的心筋マーカーを検査する．
  - ▶ 心筋マーカーは発症からの時間経過で変化をしていくため**最大値**（ピークCK，ピークCK-MB）を確認する．最大値は心筋壊死量を反映する．
  - ▶ 特に**CK-MB**は心筋特有の酵素であり，上昇所見は心筋障害を強く疑う．また，心筋トロポニンTや心臓由来脂肪酸結合蛋白（H-FABP）はCKよりも心筋特異性が高いマーカーである．
- 心筋梗塞が強く疑われた場合，緊急で冠動脈造影検査を行い経皮的冠動脈形成術（PCI）や冠動脈バイパス術（CABG）などの治療方針が決定される．

表3 ● 主な治療薬

薬剤名	検査値への影響	薬効	副作用	リハの注意点
β遮断薬 (アーチストなど)	BNPなどの心不全マーカーの上昇	交感神経抑制, 降圧, 心拍数減少	血圧低下, 徐脈, 心不全悪化	運動中の心拍数, 心不全症状の有無に注意
ACE阻害薬 (レニベースなど)	特になし	血管拡張, 降圧, 心筋保護	空咳	低血圧に注意
ARB (ニューロタン, プロプレスなど)			血管浮腫	
抗血小板薬 (プラビックス, バイアスピリンなど)	AST↑ ALT↑ γGTP↑	血栓抑制	皮疹, 肝障害, 出血傾向	出血傾向などの有無を確認する
糖尿病薬, 脂質異常症薬	血糖値↓ HbA1c↓ LDL-C↓ TG↓	血糖降下, LDL-C低下, TG低下	低血糖, 肝機能障害, 横紋筋融解症(スタチン)	低血糖, 筋肉痛に注意

3 薬物療法（表3）

- 適切な薬物治療は心筋を保護し左室リモデリング（左室内腔の拡大による心不全発症）を抑制するため, 予後改善・再発予防が期待できる.
- 血圧の下降, 心筋収縮の低下, 心拍数の減少により心筋酸素消費量を減らし心筋の負担を軽減できるため, β遮断薬が処方される.
- アンジオテンシン変換酵素（ACE）阻害薬, アンジオテンシン受容体拮抗薬（ARB）は, 降圧作用だけでなく心筋保護の目的で使用される.
- ステント留置後の問題点はステント内血栓症（SAT）である. SATの予防に薬剤溶出性ステントが開発されたが, **抗血小板薬の併用**も重要である.
- 糖尿病や脂質異常症を合併していれば糖尿病薬やHMG-CoA還元酵素阻害薬（スタチン）などが必須となる.
- 狭心症と違い冠動脈の拡張作用を有する**硝酸薬は心筋梗塞発症時には無効**である. ただし, 他の冠動脈で有意狭窄（75％以上の狭窄）があれば胸痛等の症状出現時に頓用で処方されることもある.

4 リハ中に気をつける検査値

常にこの検査値はチェック！

◆ CK，CK-MB

- ピーク CK 値に関してガイドライン[1]では，1,500 IU/L をカットオフとして **1,500 IU/L 未満**で **10 日間**クリティカルパス，**1,500 IU/L 以上**かつ **Killip Ⅰ型**で心不全合併がない場合に **14 日間**クリティカルパスを採用している．
- 各種文献では重症度を**ピーク CK 値 3,000 IU/L** で区別していることもあるが，いずれにしても**広範囲な梗塞**，EF 低下，僧帽弁閉鎖不全症などによる**心不全合併の有無**（Killip Ⅱ 以上）がある場合離床プログラムが遅れることがある．

こんなときはこの検査値をチェック！

◆ **心不全症状**：「いつもより息切れが強い」，「むくんでいる」
  ↳ BNP を確認！

- 心不全症状が疑われた場合，BNP を確認する．ただし，BNP は月 1 回の測定が基本となるので，あくまで臨床症状を毎日確認すること重要である．
- BNP が**前回より 100 pg/mL 以上増加**し，かつ **1 ～ 3 日間で 1.8 kg 以上の体重増加**やその他の**うっ血所見**があれば運動を中止することも検討する．

◆ **心筋梗塞の再発**：「動くと胸が痛い」，「苦しい」
  ↳ CK を確認！

- 心筋梗塞が生じた場合，ある 1 点の血管だけに梗塞が生じることは少なく，他の冠動脈に残存狭窄があることが多い．治療方針にもよるが，保存療法となった場合に**胸部症状の有無を確認**することは必須である．
  ▶ CK だけで判断することはなく心電図などの臨床検査が優先されるが，**新規発症が疑われるときはリハを中止**する．
- 薬物療法（スタチン）による横紋筋融解の影響で上昇することもあるので**筋肉痛の有無**など総合的に評価する．

5 治療プログラム（図3）

- 心筋梗塞後の離床プログラムの目的は，早期離床を図りながら食事・排泄・入浴・階段などの動作を安全に行うことができるよう ADL を拡大することである．
- 心筋梗塞後の離床プログラムは日本循環器学会のガイドライン[1]によると，発症後

病期	急性期	回復期	目的
リハプログラム	離床（端座位〜200m歩行） ▶		・安静度の拡大
	有酸素運動 ▶		・運動耐容能の改善
		レジスタンストレーニング ▶	・筋力，筋量の改善
	患者教育 ▶		・生活習慣の是正
検査値	CK，CK-MB ▶		・心筋障害の重症度を確認する
		血糖，HbA1c	・糖尿病の改善
		HDL-C，LDL-C，TG	・脂質異常症の改善

図3 ● リハのルートマップ

1〜2週間以内のプログラムで運用されている．離床後の12誘導心電図の変化を担当医師が確認し，安静度を増やしていくことが通常である．
- 多くの施設では，200 m歩行達成後，心肺運動負荷試験（CPX）を行い，心リハ室での運動療法ならびに患者教育を開始する．
- 最近では在院日数が短縮されているので，退院後に**外来心リハへ移行すること**が重要である．
- レジスタンストレーニングは心筋梗塞発症後**5週経過してから**処方されることが望ましい．ただし，ADL改善目的に低負荷の筋力増強運動を早期から導入することはその限りではない．

文献

1) 「循環器病の診断と治療に関するガイドライン（2011年度合同研究班報告）心血管疾患におけるリハビリテーションに関するガイドライン」（日本循環器学会，他／編），2012

第2章 疾患別！注意すべき検査値

4) 呼吸・循環疾患

③ 心不全

出合う頻度 ★★★
検査値の重要性 ★★★

田屋雅信

表1 ● 心不全における検査値の特徴

検査値	基準値	本疾患の検査値	検査値のとらえ方
脳性ナトリウム利尿ペプチド (BNP, NT-proBNP)	18.4 pg/mL 未満	・40〜100 pg/mL：軽度心不全 ・100〜200 pg/mL：心不全の治療対象となる可能性がある ・200 pg/mL 以上：直ちに心不全の治療対象となる	・前回値より 100 pg/mL 以上の増加は、うっ血所見の悪化が示唆される ・重症心不全の場合は悪化時の上昇が大きい
クレアチニン (Cr)	男性：0.65〜1.07 mg/dL 女性：0.46〜0.79 mg/dL	・高値	・水分の In/Out バランスにより増減が顕著である ・腎機能の悪化は心臓とは独立した心不全予後規定因子である
推算糸球体濾過量 (eGFR)	60〜90 mL/min/1.73m²	60 mL/min/1.73m² 未満が3ヵ月以上継続	
ヘモグロビン (Hb)	男性：13.7〜16.8 g/dL 女性：11.6〜14.8 g/dL	・低値	・貧血による頻脈や酸素化障害に注意する ・貧血は心臓とは独立した心不全予後規定因子である
ナトリウム (Na)	138〜145 mEq/L	・低値	・心不全が重症化すると低値を示す ・低灌流所見に注意する
カリウム (K)	3.6〜4.8 mEq/L	・低値, 高値	・低値, 高値ともに致死性不整脈に注意する（特に高値） ・利尿薬により低値になることがある ・腎機能の悪化で高値を示す
AST (GOT)	13.0〜30.0 IU/L	・高値	・うっ血肝で上昇する
ALT (GPT)	7.0〜42.0 IU/L		
血糖	70〜110 mg/dL	・高値	・糖尿病だけでなく、心不全の重症化により心筋での糖代謝が悪くなると耐糖能異常を呈することがある

項目	基準値	異常	解説
プロトロンビン時間 (PT-INR)	0.85〜1.15	低値, 高値	・心房細動が基礎疾患になくても心不全による収縮不全により血液が滞留し血栓を生じやすくなるため抗凝固療法が必要となる ・特に高値となった場合は出血傾向に注意する
アルブミン (Alb)	4.1〜5.1 g/dL	低値	・心不全が重症化すると食欲不振もあいまって低栄養となる
C反応性蛋白 (CRP)	0.3 mg/dL 以下	高値	・感染がなくても心不全増悪だけで上昇する ・白血球上昇の有無や発熱の有無で感染を判断する
白血球 (WBC)	3,300〜8,600/μL	高値	・感染の際に上昇する
心筋トロポニンT (TnT)	0.014 ng/mL 以下	高値	・心筋梗塞以外に心筋炎などの心不全増悪で上昇する
心筋トロポニンI (TnI)	26.2 pg/mL 以下		
TSH	0.38〜4.31 μIU/mL	低値（甲状腺機能亢進），高値（甲状腺機能低下）	・心不全の重症化とともに甲状腺機能が悪化する
FT_4	0.82〜1.63 ng/dL	高値（甲状腺機能亢進），低値（甲状腺機能低下）	

1 疾患の特徴

- 心不全とは心疾患によって生じる心筋障害をベースとした症候群である．まずは心不全症候群となった**基礎心疾患を把握すること**が必要である．進行性の病気であり，そのステージごとに治療を考える必要がある（図1）[1]．
- わが国では人口の減少と65歳以上の老年人口割合の増加が予測されているなか，心不全患者は2030年までに増加の一途をたどると推計されている[2]．
  - 2014年に心不全入院した患者は，約23万人で前年より1万人も増加しており，今後心不全による社会的負担はより大きくなるものと予想される．
  - 高齢者では心不全を合併していることが多いため，あらゆる分野のリハの現場で心不全に出会うことが多い．
- 左心不全と右心不全で症状が異なる．
  - 左心不全症状は，肺うっ血を主体とした**労作時息切れ**が中心となる．

- ▶ 右心不全症状は体うっ血を主体とした**臓器・下腿浮腫**が中心となる．
- ▶ 病態によっては両方の症状が出現することもある．
- 心不全には左室駆出率（EF）が低下した（EF≦40％）心不全（HFrEF〈ヘフレフ〉）とEFが保持された（EF≧50％）心不全（HFpEF〈ヘフペフ〉）がある．前者を**収縮不全**，後者を**拡張不全**とよぶ．
- EFと運動耐容能の指標であるpeak $\dot{V}O_2$ は相関がないとされている．
  - ▶ EFが保持されていても拡張不全があれば運動耐容能が低くなるためである．
  - ▶ 特に重要な因子として，運動耐容能は心機能だけでなく末梢骨格筋の機能が影響することがあげられる．
- EFは40％未満でリスクが高くなってくるが，さらに低い重症な収縮不全（30％未満）は**致死性不整脈**や**頻脈性不整脈**を生じやすい．また，骨格筋への血流供給が不足するため，容易に筋疲労を起こし**息切れ**を生じやすくする．
- 一方，拡張不全は高齢者に多い．加齢にともない心筋の間質が線維化し脂肪組織が増加するためである．
  - ▶ 特に高齢者は高血圧性心疾患や大動脈弁狭窄症を有することが多く，左室の壁厚が肥厚しているため，心臓が拡張しづらくなっている．
  - ▶ 左室が拡張しづらいことで左房がより代償的に収縮したり，心拍出量を心拍数増加で代償するようになる．
  - ▶ 拡張不全患者が心房細動になると左房が機能不全となるため容易に心不全をきたすので注意が必要である．さらに**頻脈**になりやすいことも念頭におく必要がある．

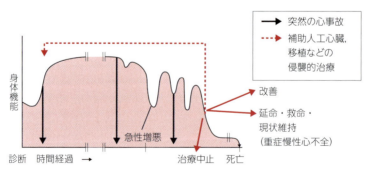

図1　心不全の病態経過[1]

2 よく検査される項目と検査値（表1）

- 検査の目的は，基礎疾患となる**心疾患の診断・心不全管理のための評価・重症度の評価**である．
- 心不全はさまざまな心疾患で起こりうるため，MRI・CT・心筋シンチなどの放射線科の検査から心エコー検査，採血検査など診断のための検査まで多岐にわたる．
- リハの現場では心不全管理のための評価，心不全の重症度の評価が重要である．
- 慢性心不全は水分貯留か脱水かどうかの評価として**BNP，Cr**などが用いられる．急性期～在宅で検査のタイミングが異なるが，経時的な評価が重要となる．
- 重症度の評価として心肺運動負荷試験（CPX）を行い，peak $\dot{V}O_2$ を評価することが多い．**peak $\dot{V}O_2$ 14 mL/kg/分未満で予後不良**となり，心臓移植の登録基準の1つとなっている．

3 薬物療法（表2，3）

- 薬物治療は**体液の調整**と**心保護**を目的に行われている．
- 慢性心不全はステージや病期によって治療薬が異なる（図2，3）．急性期では強心薬により心臓に鞭を打つが，血行動態や臓器保護がなされてくると強心薬を徐々に減らし，心臓を保護するβ遮断薬の導入が基本となってくる．
- β遮断薬・ACE阻害薬・ARB・抗アルドステロン薬は，心保護の観点から心不全の予後を大きく改善できているため，ほとんどの症例で処方されている．特にβ遮断薬は少量から開始し，心不全悪化がなければ徐々に増量される．
- 静注強心薬が離脱できる時期にβ遮断薬が導入される．また，重症心不全ではβ遮断薬導入時に経口強心薬を併用することもある．

表2 強心薬投与状況によるリハ内容

強心薬	投与目的		リハ
ノルエピネフリン	昇圧（強力）		中止またはヘッドアップ，関節運動
ドパミン	昇圧（5～10 μg/kg/分＝γ以下）		ベッド上～端座位
	利尿促進（3 μg/kg/分以下）		歩行
ドブタミン	肺毛細血管拡張・心収縮力増強	3 μg/kg/分以下	歩行（運動療法）
		10 μg/kg/分以下	ベッド上～端座位

表3 ● 主な治療薬

薬剤名	検査値への影響	薬効	副作用	リハの注意点
β遮断薬 (アーチストなど)	BNPなどの心不全マーカーの上昇	交感神経抑制,降圧,心拍数減少	血圧低下, 徐脈,心不全悪化	運動中の心拍数, 心不全症状の有無に注意
ACE阻害薬 (レニベースなど)	K↑ Cr↑	血管拡張, 降圧	空咳, 血管浮腫,高カリウム血症,腎不全	低血圧, めまいに注意
ARB (ニューロタン,プロブレスなど)			血管浮腫,高カリウム血症,腎不全	
抗アルドステロン薬 (アルドステロンA)	K→	降圧, 浮腫改善	女性化乳房	K保持性利尿薬だがACE阻害薬やARBとの併用で高カリウム血症による不整脈が生じる可能性あり
利尿薬 (フロセミド,アゾセミド)	K↑ Na↓ Cr↑	利尿作用	低ナトリウム血症,低カリウム血症,腎機能悪化	脱水や腎機能悪化に注意, In/Outバランス・体重変化を確認, トルバプタンでは高ナトリウム血症に注意
ジギタリス	―	交感神経抑制	徐脈, 食欲不振	徐脈に注意
経口強心薬	BNP↑↓	強心作用	上室性, 心室性不整脈の増加	致死性不整脈に注意
静注強心薬	BNP↑↓	強心作用	不整脈増加	投与量の増減によりリハが変更される(表2)

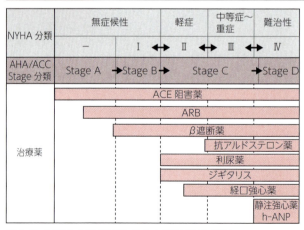

図2 ● 心不全の重症度からみた薬物治療指針

4 リハ中に気をつける検査値

常にこの検査値はチェック！

◆ BNP
- BNP・NT-proBNPは，心不全の予後を規定する検査値である．
  - ▶ NT-proBNPはBNPの前駆体が酵素により切断された際にできる断片であり，BNPとともに血中に放出される．血中では比較的安定で，BNPと同様心機能を反映する．
- ただし，BNPは月1回の測定が基本となるので，あくまで**臨床症状**（低灌流所見，うっ血所見：表4）を毎日確認しリハの継続・中止の判断をすることが重要である．
- 表4にあてはまらなければリハを継続，1つでもあてはまれば医師と相談する．

◆ Cr，eGFR
- 心不全は慢性腎臓病（CKD）を有することが多く，水分管理に難渋することが多い．
- Cr高値かつeGFR低値の場合，腎機能が悪化している可能性がある．腎機能の悪化は，脱水でなければ心不全の悪化ととらえる必要がある．
  - ▶ 心不全の悪化所見を認めた場合，前回の運動負荷を同様に行い息切れなどの症状が悪化していないかを確認する．

◆ Alb
- 心不全は栄養状態が悪くなることが多いため食事状況も確認しながら介入する．
- ただし，心不全は炎症性疾患であり，増悪時にはCRPが増加するのでAlbも低値となることがあり，解釈には注意が必要である．
- 食事量が少ない・減っているときは運動量を少なくすることも検討し，栄養サポートチームに相談する．

こんなときはこの検査値をチェック！

◆ 心不全症状：「いつもより息切れが強い」，「むくんでいる」
  ↳ BNP，Crを確認！
- 心不全症状が疑われた場合，BNPを確認する．前回値よりも**100 pg/mL以上の増加**があればリハ介入の可否を医師に確認する．
- 水分貯留によりBNPが上昇するが，脱水になるとCrが上昇するため，BNPとCrの両方を確認するとよい．

表4 ● 心不全における身体所見の評価

身体所見	状態
うっ血所見	下記のいずれかに該当した場合うっ血所見ありと見なす • 体重増加（浮腫も含む）：1～3日間で1.8 kg以上の増加がない • 運動を行ったその日の利尿減少や翌日の体重増加，夜間の息切れ感の出現がない • BNPの増加：前回より100 pg/mL以上の増加がない • $SpO_2 < 91\%$
低灌流所見	下記のいずれかに該当した場合低灌流所見ありと見なす • 機械的循環補助装置がついていない • 静注強心薬による薬物治療：塩酸ドブタミン，塩酸ドパミン用量の増加がない • 腎機能の悪化：$Cr > 2.5$ mg/dLではない • 運動時の血圧低下：収縮期血圧80 mmHg未満にならない • 安静時の心拍数：100 bpm以上にならない • 運動時の心拍数：120 bpm以上にならない • 四肢の冷感が悪化してない
その他	• 労作時息切れの増悪なし

5 治療プログラム（図3）

- 心不全に対する運動プログラムは，病態や背景疾患の多様性から一律に設定することが困難であり施設間で差が大きい．
- 一般的には急性心不全から治療によって心不全が代償された頃にリハが処方されることが多いが，近年のガイドラインでは**急性期の段階から**コンディショニングを整えるリハ介入が推奨されるようになってきている．
- 急性心不全治療ガイドライン[3]では，集中治療の段階から**体位変換**や**心リハ**を行うことと明記されており，目的として下記の4つがあげられている．
  - ①早期離床により過剰な安静の弊害（身体的・精神的デコンディショニング，褥瘡，肺塞栓）を予防する
  - ②迅速かつ安全な退院と社会復帰へのプランを立案・共有し実現する
  - ③運動耐容能の向上によりQOLを改善させる
  - ④包括的な患者教育と疾患管理により心不全の重症化や再入院を予防する
- 欧州心臓病学会（ESC）の心不全ガイドライン[4]によると，心不全増悪期の段階から薬物治療・検査値・身体状況で増悪が示されていなければ，**低強度の運動・早期離床**を図り，**低強度レジスタンストレーニング**を開始することを推奨している．
- 慢性心不全に移行した場合，**有酸素運動**と**レジスタンストレーニング**を中心とした運動療法を行っていく．

病期	急性増悪期	代償・安定期	目的
リハプログラム	離床（ヘッドアップ〜歩行） →		●安静度の拡大
	レジスタンストレーニング →		●筋力，筋量の改善
	有酸素運動 →		●運動耐容能の改善
	患者教育 →		●生活習慣の是正
検査値	BNP →		●心不全の増悪を確認する
心不全治療薬	血管拡張薬・強心薬の経静脈投与	β遮断薬	●体液の調整，心保護
		ACE阻害薬・ARB	
	ジギタリス		
	利尿薬		
		↑退院 外来→	

図3 ● 心不全治療の治療経過と心臓リハ

文献

1) Goodlin SJ：Palliative care in congestive heart failure. J Am Coll Cardiol, 54：386-396, 2009
2) Okura Y, et al：Impending epidemic：future projection of heart failure in Japan to the year 2055. Circ J, 72：489-491, 2008
3) 「循環器病の診断と治療に関するガイドライン（2010年度合同研究班報告）急性心不全治療ガイドライン（2011年改訂版）」（日本循環器学会，他/編），2011
4) Piepoli MF, et al：Exercise training in heart failure：from theory to practice. A consensus document of the Heart Failure Association and the European Association for Cardiovascular Prevention and Rehabilitation. Eur J Heart Fail, 13：347-357, 2011

第2章 疾患別!注意すべき検査値

4) 呼吸・循環疾患

④ 冠動脈バイパス術,弁置換術後

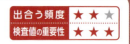

出合う頻度 ★★☆
検査値の重要性 ★★★

設楽達則

表1 ● 冠動脈バイパス術,弁置換術後における検査値の特徴

検査値	基準値	本疾患の検査値	検査値のとらえ方
白血球数 (WBC)	3,300〜8,600 /μL	● 異常高値: 1.0〜5.0×10⁴ /μL	● 手術侵襲による物理的・心理的ストレス,腎不全,肝不全などで上昇する ● 適切な術後管理により経過とともに正常化する
C反応性蛋白 (CRP)	0.3 mg/dL 以下	● 高値: 1〜10 mg/dL	● 手術侵襲による炎症,細胞・組織破壊で上昇する ● 適切な術後管理により経過とともに正常化する
ヘモグロビン (Hb)	男性: 13.7〜16.8 g/dL 女性: 11.6〜14.8 g/dL	● 異常低値: 10 g/dL 以下	● 手術に関連した出血により貧血となる ● 低値の場合は頻拍になりやすいためリハ中は注意する
プロトロンビン時間 (PT-INR)	0.85〜1.15	● 軽度の抗凝固効果をめざす場合: 1.6〜2.4 ● 機械弁置換の場合: 2.5〜3.5	● ヘパリン,ワルファリン治療のモニタリングとして重要 ● 異常値を示した際には医師に指示を仰ぐ
尿素窒素 (BUN)	8〜20 mg/dL	● 正常〜高値: 21〜60 mg/dL	● 手術にともなう腎機能障害で上昇する ● 多くの場合,心不全や血管内脱水が原因であり,IN/OUTバランスを把握する必要がある
クレアチニン (Cr)	男性: 0.65〜1.07 mg/dL 女性: 0.46〜0.79 mg/dL	● 正常〜高値: 1.07 (0.79) 〜 2 mg/dL	● BUNと同じく,心不全や脱水にともなう腎障害で上昇する ● リハ介入時に異常値を示した際には医師にリハの可否について指示を仰ぐ
脳性ナトリウム利尿ペプチド (BNP)	18.4 pg/mL 未満	● 高値: 18.4〜100 pg/mL	● 心不全,腎不全などで上昇し,病態の改善により低下する ● 術後心不全の評価となり,高値であれば慎重にリハを進める

項目	基準値	異常値	注意点
推算GFR値 (eGFR)	60〜90 mL/min/1.73 m²	・基準値内	・心不全や脱水にともなう腎障害で低下する ・腎血流を低下させるような高負荷の運動を避ける ・飲水制限の範囲内で運動中・運動後の水分補給を促す
AST (GOT)	13〜30 IU/L	・正常〜高値：30〜100 IU/L	・肝機能障害だけでなく，急性心筋梗塞でも上昇する ・ショックなどで重症化した際にその程度を確認する
ALT (GPT)	7〜42 IU/L	・正常〜高値：42〜100 IU/L	・周術期の使用薬剤によって薬物性肝障害が起こることがある ・高強度の運動でわずかに上昇するため，値の変動に留意する
γGTP	男性：13〜64 IU/L 女性：9〜32 IU/L	・正常〜高値：64（32）〜100 IU/L	・ALTと同じく，薬物性肝障害で上昇する ・同一個人では，運動，食事の影響は受けず，日差変動もない
クレアチンキナーゼ (CK)	男性：59〜248 IU/L 女性：41〜153 IU/L	・異常高値：248（153）〜2,000 IU/L	・手術侵襲により上昇する ・急性心筋梗塞，動脈閉塞による筋障害でも上昇するため，上昇が続く場合は術後合併症の可能性に留意する
クレアチンキナーゼ-MB (CK-MB)	12 ng/mL以下	・異常高値：12 ng/mL以上	・主に心筋障害で上昇するため，連続する上昇は急性心筋梗塞などの可能性に留意する
ナトリウム (Na)	138〜145 mEq/L	・高値，低値のどちらもありうる	・うっ血性心不全やサードスペースへの移動で低値となる ・飲水不足や発汗，腎からの水喪失で高値となる
カリウム (K)	3.6〜4.8 mEq/L	・高値，低値のどちらもありうる	・低値・高値いずれも致死性不整脈や重大な心電図変化が起こる可能性が高まる
乳酸 (Lac)	0.44〜1.78 mmol/L（4〜16 mg/dL）	・正常〜高値：16 mg/dL以上	・ショックなどによる循環不全や全身性の代謝異常によってアシドーシスが引き起こされる ・乳酸アシドーシスの場合，離床は中止し経過を観察する
塩基過剰 (BE)	−2〜+2 mEq/L	・高値，低値のどちらもありうる	・酸塩基平衡のうちで，代謝性の因子の状態をあらわす指標．pHの動きをあらわす ・心臓手術の場合，特にアシドーシス（マイナス値）に注意する
血糖	70〜110 mg/dL 周術期：180 mg/dL未満	・周術期は高血糖になりやすい	・手術侵襲に対するストレス反応や外因性カテコラミンにより高血糖となる ・周術期に200 mg/dLを超える場合，創部感染のリスクが高まる

1 疾患の特徴

- カテーテル治療の進歩により，**冠動脈バイパス術（CABG）**をはじめとする虚血性心疾患に対する開心術件数は徐々に減少している．一方，**大動脈瘤手術**（腹部を含む），**心臓弁置換・形成術**は増加している．心臓血管外科手術全体の合計件数は増加傾向にある[1]．

◆ 冠動脈バイパス術

- 冠動脈バイパス術（CABG）後，心筋梗塞による低心収縮能を呈する場合，大動脈バルーンパンピング（IABP）などの機械的補助がなされる．
  - ▶ 心室性不整脈が発生しやすいため，抗不整脈薬の使用状況を把握しておく．
  - ▶ 良好な心収縮能を有する場合は，高血圧に対し血管拡張薬を使用することが多い．
  - ▶ また大伏在静脈からグラフトを採取した場合，採取側の**浮腫**や**感覚異常**にも留意する．
  - ▶ オフポンプ冠動脈バイパス術（OPCAB）後は周術期合併症が比較的少なく，ICU滞在期間や入院期間が短く，ADLの再獲得も速い．
- 冠動脈バイパス術後3ヵ月程度で冠動脈・バイパス造影が行われ，グラフトの狭窄の有無が確認される．特に大伏在静脈グラフト（SVG）で閉塞率が高く，5〜10％と報告されている[2]．

◆ 心臓弁置換・形成術

- 弁置換術において，機械弁は永続的，生体弁・形成術は一定期間（術後3ヵ月間）ワルファリンによる抗凝固療法が必要となる．弁置換・形成術の適応となる疾患は**表2**のとおりである．
- 僧帽弁形成術後は，弁尖縫合部や人工腱索などの損傷を避けるため**過度な血圧上昇**には注意する．筆者の施設（群馬県立心臓血管センター）では**120 mmHg以下**に管理される．

◆ 大動脈瘤手術

- 大動脈瘤手術による大血管置換術は，**脳梗塞**や**脊髄梗塞**の発症のリスクが比較的高い．また，腸管や下肢などの**コンパートメント症候群**（**再灌流障害**）を起こすこともある．

表2 ● 心臓弁置換・形成術の適応となる疾患

疾患	適応される術式	疾患による影響	リハスタッフによる管理
大動脈弁狭窄症	大動脈弁形成術 TAVI	・左室の心筋肥大により内腔の狭小化や拡張障害を呈し，一回拍出量が低下する ・少ない拍出量を代償するため頻脈となる	・循環血液量をやや多めに維持し，利尿を緩徐に管理する
僧帽弁狭窄症	僧帽弁置換術	・左房の拡大により，心房細動・心房粗動が発生しやすい ・術前から左房圧が高いと右心不全や肺高血圧を合併することがある	・離床，運動療法を行う際はできる限り心電図モニター監視を行う ・心不全を避けるため，高負荷トレーニングや息む動作は控える
僧帽弁逆流症	僧帽弁形成術	・術後左房への逆流がなくなるため本来の左室駆出率となる ・術前より術後の方が左室駆出率が低下することがある	・僧帽弁形成術後は異常高血圧で弁尖縫合が切れてしまうことがあるため，リハ中は過剰な血圧上昇を避ける ・形成後の後負荷増大による実質的な心機能低下を起こすこともあり運動負荷による心不全に注意する
三尖弁逆流症	三尖弁形成術	・術前に右心機能の低下や高度な肺高血圧症がみられた場合には，術後に右心不全を合併することがある	・術後に右心不全を合併した場合，前負荷（容量負荷）を高め，後負荷を下げるように管理する ・前負荷を高めるため，中心静脈圧を18～20 mmHg程度まであげることもある ・右心不全のサイン（胸水，頸静脈怒張，腸管浮腫，下腿浮腫など）を確認する

2 よく検査される項目と検査値（表1）

- ICUでの急性期では，主に循環管理に重きがおかれるが，全身の各臓器が適切に機能しているか確かめるための検査が必要となる．そのため，血液ガスや栄養状態，腎機能，肝機能，電解質，炎症マーカーなど検査項目は多岐にわたる．
- 冠動脈バイパス術後，大動脈解離術後の回復期では，再発予防のための糖質や脂質，塩分推定量などを検査する（**第1章2-9・10，第1章3-2**参照）．
  - 特に注意すべき検査値は，急性心筋梗塞で上昇する**CK，CK-MB**や，致死性不整脈の原因である**Kの異常**，全身の代謝異常（アシドーシス）の指標となる**Lac**と**BE**である．これらは生命の危険を示す重要なサインである．
- もちろん，リハスタッフの介入前・介入中の**血圧**や**心拍数（脈拍数）**の変動には十分に配慮する必要がある．

3 薬物療法（表3, 4）

- 強心薬は離床の判断材料となるので，種類・薬効は覚えておく必要がある．
- 利尿薬は多くの心臓手術後に使用される．
- 弁置換術では，ワルファリンによりPT-INRを2.0～3.0にコントロールすることが推奨されている．
- 大血管置換術後は血圧管理（高血圧）に注意し，降圧薬なども覚えておくとよい．

表3 ● 主な強心薬

薬剤名		影響	薬効	副作用	リハの注意点
昇圧薬	ノルアドレナリン	血圧↑	強力な昇圧作用	血管収縮，腸管抑制	投与中は原則リハ中止
	アドレナリン	血圧↑	心臓賦活作用，糖や脂肪代謝の促進	腸管抑制	
β1刺激薬	ドブタミン塩酸塩	心拍出量↑	心筋収縮力増強	不整脈など	腎血流増加作用はもたない．心拍数と心筋酸素消費量の増加は軽度
	ドパミン塩酸塩	心拍出量↑ Cr↓ 血圧↑ eGFR↑ BUN↓	心筋収縮力増強，腎血流量増加	不整脈，心筋虚血の促進や耐性の出現	不整脈，血圧・心拍数の上昇にともなう心筋酸素消費量の増加に注意
PDEⅢ阻害薬（ミルリノン）		心拍出量↑	血管拡張作用，運動耐容能増加作用	不整脈，血圧低下など	心不全患者に対する運動耐容能増加作用があるが，過負荷を許すものではない

表4 ● その他の治療薬

薬剤名	影響	薬効	副作用	リハの注意点
抗凝固薬（ワルファリン）	プロトロンビン時間（PT-INR）↑	抗凝血効果，抗血栓効果	出血など	PT-INRの目標範囲を維持しているか確認する
炭酸水素ナトリウム	BE↑	体液のアルカリ化	アルカローシスなど	投与中は原則リハ中止
Ca拮抗薬（ニカルジピン塩酸塩）	血圧↓	脳血管，冠血管の拡張	熱感，悪心・嘔吐，眠気，血小板減少，肝機能異常	運動負荷による過剰な血圧上昇に注意する．介入前には血圧指示を必ず確認する
利尿薬（カルペリチド）	尿量↑ 心拍出量↑	血管拡張作用，利尿作用，前負荷・後負荷の軽減	血圧低下など	過剰利尿による血圧低下などに注意する

4 リハ中に気をつける検査値

常にこの検査値はチェック！

◆ **冠動脈バイパス術**：CK，CK-MB
- グラフト閉塞などで急性心筋梗塞を起こすことがある．その際，**CK・CK-MBが上昇**する．
- 特にCK-MBは心筋由来のため，心臓手術後は値が変化する．心臓手術後急性期は鑑別が難しいが，CK-MBが**上限の5倍以上**（125 IU/L）であれば心筋梗塞を疑う．

◆ **弁置換術**：PT-INR
- ワルファリン治療中はPT-INRを常に確認しておく．
- 目的とする範囲内にコントロールされているかを確認する．コントロールされていなければ**塞栓**または**出血**のリスクが高い状態であることを念頭におき，リハの可否について医師に相談する．

◆ **大動脈解離術後**：白血球，CRP，CK，Lac，BE
- 手術による炎症に加え，大動脈解離の炎症が加わることで炎症反応が遷延する．
- 術後，下肢虚血に至りコンパートメント症候群を起こすことがあるため，疼痛や腫脹，圧痛，筋の伸張痛に留意する．
- Lacが異常高値となると，乳酸アシドーシスと呼ばれる．乳酸アシドーシスは，ショックなどによる循環不全や全身性の代謝異常で引き起こされ，死亡率が高い．
- 循環不全などでアシドーシスになるとBEは－2以下の値となる．
- **CRPの急性増悪期**や**発熱（37.5度以上）**がみられる場合は離床を進めない．

こんなときはこの検査値をチェック！

◆ **頻脈（頻拍）**：「動悸がする」
  ↳ Hb，Kを確認！
- 貧血状態でHb低値が認められることがある．また，Kの異常は不整脈の原因となる．
- **Hb 8.0 g/dL以下**への急性増悪や**安静時心拍数120 bpm以上**の場合は離床を進めない．

◆ **心不全兆候**：「息切れがする」「お腹が張る（肝腫大）」「むくむ（浮腫）」「尿がでない」
  ↳ BUN，Cr，BNP（脳ナトリウム利尿ペプチド）を確認！
- 腎機能は心機能の影響を受けやすく，BUN，Crは増加する．また，BNPは心不全

で鋭敏に増加する．

◆ **コンパートメント症候群**：「〜が痛い」「腫れている」「押すと痛い」「体を動かすと痛む」
↳ CKを確認！

- コンパートメント症候群の場合，**CKが著しく上昇する**．合わせて，疼痛，知覚鈍麻，蒼白，脈拍喪失，運動麻痺などの症状を評価する．
- CK・CK-MBの高値が続く場合は，**術後合併症**の可能性があるため，リハの可否について医師に相談する．

5 治療プログラム（図1）

- phase I（急性期）は全身状態と各種検査の推移を確認・把握したうえで離床を進める．術後4〜5日を歩行獲得の目標とする．
- phase II（回復期）は有酸素運動，レジスタンストレーニングを中心とした運動療法を進める．
- 以下の変化がみられた場合はリハを中止，または主治医に相談する．
  - Hbの低下（8.0 g/dL以下）やCRPの急性増悪
  - 発熱（37.5度以上）
  - 重症不整脈の出現
  - 酸素化不良（SpO_2 90％以下）
  - 低血圧（収縮期100 mmHg以下）
  - 高血圧（収縮期160 mmHg以上）
  - 頻拍（120 bpm以上）
  - 虚血性心電図変化
- 胸骨保護については十分な指導が必要である．起居動作や重量物の運搬，上肢・体幹のレジスタンストレーニングには特に注意したい．筆者の施設ではレジスタンストレーニングの導入時期については，**上肢・体幹は手術から8週以降，下肢は5週以降**としている．
- phase III（維持期）はphase IIまでに身につけた自己管理方法を実践し，再発予防のため，体力維持・向上のため運動療法を継続する．エアロビクス，サーキットトレーニング，ファンクショナルトレーニングなどの多彩な運動メニューを提供し飽きさせない工夫が大切である．

病期	phase I (急性期)	early phase II (回復期前期)	late phase III (回復期後期)	phase III (維持期)	目的
リハプログラム	離床 →				・早期離床による呼吸器合併症・筋力低下の予防
	プレトレーニング →				・有酸素運動やレジスタンストレーニングの前段階のトレーニング
		有酸素運動 →			・運動耐容能向上，動脈硬化性疾患の再発予防，交感神経活性の鎮静化
			レジスタンストレーニング →		・筋力，骨格筋量の増加
検査値	白血球, CRP				・炎症の鎮静化の観察
	Hb				・頻脈（頻拍）との関連を推察
	PT-INR				・ワルファリンコントロールの指標
	BUN, Cr, eGFR				・心不全による腎機能への影響の確認
	CK, CK-MB				・急性心筋梗塞や骨格筋の障害の指標
	Na, K				・Na異常による嘔気・頭痛，K異常による致死性不整脈の検出
	Lac, BE				・ICU管理中の病態把握，リハ中止の判断基準
		BNP			・相対的な増加（トレンド）の確認，心不全の程度の推測

図1 ● リハのルートマップ

文 献

1) Masuda M, et al：Thoracic and cardiovascular surgery in Japan during 2014：Annual report by The Japanese Association for Thoracic Surgery. Gen Thorac Cardiovasc Surg, 64：665-697, 2016.
2) Dauerman HL, et al：Intracoronary thrombolysis in the treatment of graft closure immediately after CABG. Ann Thorac Surg 62：280-283, 1996.

第2章 疾患別！注意すべき検査値

4) 呼吸・循環疾患

⑤ 急性呼吸窮迫症候群 (ARDS)

出合う頻度 ★☆☆
検査値の重要性 ★★★

渡邉陽介

表1 ● ARDSにおける検査値の特徴

検査値	基準値	本疾患の検査値	検査値のとらえ方
PaO_2/FiO_2比	450〜470	・軽症：200〜300 ・中等症：100〜200 ・重症：100未満	・ARDSの重症度分類に用いられる
白血球 (WBC)	3,300〜8,600/μL	・高値（重症で異常低値を示す場合あり）	・感染症の活動性を反映する
C反応性蛋白 (CRP)	0.3 mg/dL以下	・高値	・炎症の程度を反映する
プロカルシトニン (PCT)	0.3 ng/mL未満	・基準値内（2.0 ng/mL以上で敗血症の診断）	・感染症のない外傷などでも上昇するため注意する
プレセプシン (P-SEP)	314 pg/mL未満	・基準値内（500 pg/mL以上で敗血症の診断）	・敗血症診断の特異性が高く，近年使用機会が増加している
その他の臓器マーカー	−	・多臓器不全がある場合に異常所見を認める	・敗血症やショックを認めた場合に注意が必要である

1 疾患の特徴

- 急性呼吸窮迫症候群（ARDS）とは，下記を満たす病態の総称である．
  - ▶ 先行する基礎疾患・外傷をもち，急性に発症した低酸素血症．
  - ▶ 胸部X線写真上では両側性の肺浸潤影を認める．
  - ▶ その原因が心不全，腎不全，血管内水分過剰では説明できない．
- ARDSの診断や重症度は，PaO_2/FiO_2比・発症時期・胸部画像・肺水腫の原因をふまえて決定される（表2)[1]．
- ARDSは肺炎や誤嚥などの肺を起因とする直接損傷によるものと，敗血症などによる多臓器不全の一部として発症する間接損傷の2つに大別されるが，そのなかでも**敗血症**はARDS発症の約半数を占める原因となる．
- ARDSの発症率は5〜80人/10万人/年と報告[1]されているが，現在の重症度分類

表2 ● ARDSの診断基準と重症度分類

	mild 軽症	moderate 中等症	severe 重症
PaO_2/FiO_2 酸素化能	$200 < PaO_2/FiO_2 \leq 300$ （PEEP，CPAP $\geq$ 5 cm H_2O）	$100 < PaO_2/FiO_2 \leq 200$ （PEEP $\geq$ 5 cmH_2O）	$PaO_2/FiO_2 < 100$ （PEEP $\geq$ 5 cmH_2O）
発症時期	侵襲や呼吸器症状（新規/増悪）から1週間以内		
胸部X線	胸水，肺虚脱（肺葉/肺全体），結節では説明できない両側性陰影		
肺水腫の原因 （心不全，溢水の除外）	心不全，輸液過剰では全て説明できない呼吸不全： 危険因子がない場合，静水圧肺水腫除外のための心エコーなどによる客観的評価が必要		

PEEP：呼気終末陽圧
CPAP：持続的気道内陽圧
文献1より転載

- での大規模疫学研究はまだなされていない．
- ARDSの死亡率は30～58％と高く，その直接の死因は呼吸不全よりも敗血症などの感染症や，多臓器不全によることが多い[1]．
- 後遺症として，呼吸機能障害だけでなく，神経筋障害や精神認知機能障害，健康関連QOLの低下がみられることがある[1]．

2 よく検査される項目と検査値 (表1)

- ARDSに特異的な検査項目はないが，呼吸機能障害の状況を把握するために動脈血液ガスは必須の検査項目となる．
- 酸素化の指標としてPaO_2とPaO_2/FiO_2比を，換気の指標として$PaCO_2$を，酸塩基平衡の指標としてpH，$PaCO_2$，HCO_3^-を把握することが必要となる．
- 直接・間接損傷を問わず，炎症状態の把握として白血球やCRPなどの炎症マーカーの推移を確認する．
- 敗血症が原因の場合は炎症マーカーに加えプロカルシトニン（PCT）やプレセプシン（P-SEP），などの確認が重要である．
- 多臓器不全が生じている場合には，全身の臓器マーカーに異常をきたすため，広く検査値を確認する必要がある．
- 急性期のARDSでは病態が不安定であるため，血液検査所見に加え，画像所見や看護記録などから得られる情報も詳細に確認することが重要である．

3 薬物療法（表3）

- ARDSそのものに対し明確な効果を示す薬物療法はないが，敗血症性ARDSに関しては起因菌に対する抗菌薬の投与が必須の治療となる．
  - ▶ ステロイドや好中球エラスターゼ阻害薬，抗凝固療法などが病態に合わせ使用されることがあるがエビデンスは乏しい．
- 中等症以上のARDS患者に対し発症早期に筋弛緩薬やステロイドを用いられることがあるが，それらの使用・併用は**ICU獲得性筋力低下**（ICU-AW）を惹起する可能性があるため注意が必要となる．

4 リハ中に気をつける検査値

常にこの検査値はチェック！

◆ **動脈血液ガス（pH，PaO_2，$PaCO_2$，HCO_3^-），白血球，CRP**

- 原疾患の治療や人工呼吸療法により呼吸状態がどのように推移しているかを確認しなければならない．
- 動脈血液ガスを用いて体位療法や呼吸リハの**効果判定**を行うことが必要である．
- 運動療法実施の是非は検査値のみでは決定することはできない．人工呼吸器設定に加え，現在の病態，デバイスなどの環境因子を把握し，医師と協議のうえ決定する．

表3 ● 主な治療薬

薬剤名	検査値への影響	薬効	副作用	リハの注意点
抗菌薬	白血球↓ CRP↓	抗炎症作用	胃腸障害や倦怠感など（抗菌薬によって異なる）	−
筋弛緩薬 （ベクロニウム，ロクロニウムなど）	−	肺胞ストレスの減少	ICU-AWの併発	筋力低下の進行に注意
ステロイド （メチルプレドニゾロン）	白血球↑ （好中球↑，リンパ球↓）	抗炎症作用	感染症，高血糖，ICU-AWの併発など	筋力低下の進行に注意

筋弛緩薬とステロイドを併用した場合は特に筋力低下に注意が必要．

こんなときはこの検査値をチェック！

◆ **酸素化の悪化，呼吸状態の悪化**

　↳ **動脈血液ガス**（pH，PaO_2，$PaCO_2$，HCO_3^-）を確認！

- リハ介入前には呼吸状態の変化が示唆されるため，動脈血液ガスに加え，**看護記録**や**カルテ**からの情報収集，**画像所見**，その他の**血液検査所見**の悪化がないかを確認する必要がある．
- 運動負荷の漸減や中止に関しては，病態に合わせ医師と検討する必要がある．

◆ **発熱，循環動態の変動など**

　↳ **白血球，CRP，PCT，P-SEP** を確認！

- ARDSをきたした原疾患のコントロールが不良の可能性があるため，**炎症所見**や**敗血症マーカー**などの変動を確認する必要がある．
- これらの検査値の上昇に加え，著明な発熱や不安定な循環動態の変動を認める場合には，リハ実施の是非を医師と協議する．

5 治療プログラム（図1）

- 治療期，ウィーニング期，抜管〜回復期に合わせ，リハのプログラムを検討する[2]．
- 治療期は呼吸リハや関節可動域練習などの比較的身体負荷の少ないものから介入を開始する．
- 特にPaO_2/FiO_2 150未満の重症例においては，**長時間の腹臥位療法**が生命予後を改善させる可能性があるため，マンパワーの確保や安全性に配慮をしたうえで導入することが望ましい[1]．
- ウィーニング期以降は，全身状態を加味したうえで，筋力トレーニングやモビライゼーションなどの運動療法を開始する．
- 人工呼吸器管理下での離床を中心としたモビライゼーションを実施する際は，事故抜管やルート抜去，バイタルサインの変化などのリスクに備え，**複数人で介入する**ことが望ましい．

病期	治療期	ウィーニング期	抜管〜回復期	目的
呼吸リハ	腹臥位療法※ →			・気道クリアランスの改善 ・閉塞性無気肺の予防，改善 ・呼吸機能の維持，改善 ・肺合併症や褥瘡の予防
	気道クリアランス法 →			
		深呼吸・肺拡張の呼吸トレーニング →		
リハプログラム	関節可動域練習 →			・運動機能の維持，改善 　（関節可動域，骨格筋力，バランス能力） ・ADL能力の維持，改善 ・離床に伴う呼吸，循環機能の維持，改善 ・肺合併症の予防
		筋力トレーニング（神経筋電気刺激を含む） →		
		モビライゼーション（離床，運動療法など） →		
			ADLトレーニング →	
			バランストレーニング →	
検査値	白血球，CRP，動脈血液ガス，PCT，P-SEP，その他の臓器検査所見 →			・病勢，病態の把握 ・呼吸状態の把握

図1 ● リハのルートマップ

※ PaO_2/FIO_2 150未満，または広範な下側肺障害を有する患者で適応となる．

文献

1) 「ARDS診療ガイドライン2016」（3学会合同ARDS診療ガイドライン2016作成委員会/編），2016
2) 神津 玲：重症患者における早期理学療法の基本的な考え方．「理学療法MOOK 18 ICUの理学療法」（神津 玲/編），pp202-211，三輪書店，2015

5）代謝疾患
① 糖尿病

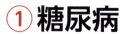

設楽達則

表1 ● 糖尿病における検査値の特徴

検査値	基準値	本疾患の検査値	検査値のとらえ方
空腹時血糖	70〜110 mg/dL	・高値：126 mg/dL 以上	・糖尿病の場合，空腹時の運動療法は低血糖のリスクが高まるため，原則行わない方がよい
随時血糖（食後血糖）	200 mg/dL 未満	・高値：200 mg/dL 以上	・HbA1cがさほど高くなくても随時血糖が高いこともある．いわゆるグルコーススパイクである
HbA1c	NGSP：4.6〜6.2％	・高値：6.5％以上	・血糖コントロールの代表的な評価指標．運動療法を含めた糖尿病治療の効果判定となる ・ただし，HbA1cのみでは糖尿病と診断されない
75 g経口ブドウ糖負荷試験（75 gOGTT）※	負荷前血糖値：110 mg/dL 未満 負荷後2時間値：140 mg/dL 未満	・糖尿病型 　高値：2時間値 200 mg/dL 以上 ・境界型 　高値：2時間値 140〜200 mg/dL	・血糖値のピークを把握し，運動のタイミングを指導するためのよい材料となる ・空腹時血糖値が126 mg/dL 未満の症例に有用とされる
ケトン体	陰性	・1＋〜3＋	・食事，運動，ストレスなどによる日内変動がみられる ・糖尿病では朝食前が高値となる

※ 75 gOGTT：75 g oral glucose tolerance test

1 疾患の特徴

- 厚生労働省による平成27年（2015年）「国民健康・栄養調査」によると「糖尿病が強く疑われる者」の割合は男性19.5％，女性9.2％，70歳以上では男性27.3％，女性17.2％といわれている[1]．
- 糖尿病の初期は**ほとんど症状がない**．罹患期間が長くとも合併症を発症するまで気づかないため「サイレントキラー」といわれることもある．
- 糖尿病には多くの合併症が存在し，その予後はさまざまである．2型糖尿病では**冠動脈疾患**が最も生命にかかわる合併症である．

2 よく検査される項目と検査値（表1）

- 血糖値は糖尿病の診断にあたり重要な指標である．血糖値による判定区分と判定基準を図1[2]に示す．
- 空腹時血糖は8時間以上の絶食状態で測定され，随時血糖は食事のタイミングに構

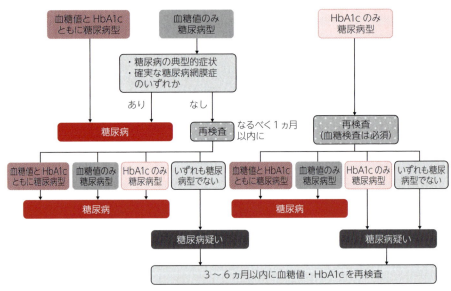

図1 ● 糖尿病の臨床診断のフローチャート[2]

糖尿病型と診断される検査値
・血糖値：空腹時126 mg/dL以上，OGTT 2時間200mg/dL以上，随時200mg/dL以上のいずれか
・HbA1c：NGSP 6.5％以上
上記の検査値は暗記しておくとよい．

わず測定される．
- HbA1cのみでは糖尿病と診断できないため，血糖検査が必須となる．

3 薬物療法（表2）

- 糖尿病は**高血糖**が根本にあるため，治療薬は血糖を下げる目的で使用する．
- インスリンやスルホニル尿素薬により**低血糖**が生じることがあるため十分注意する．

表2 ● 主な治療薬

薬剤名	検査値への影響	薬効	副作用	リハの注意点
スルホニル尿素薬（グリメピリドなど）	血糖値↓	インスリン分泌促進	低血糖	低血糖を起こしやすい，服薬のタイミングと食事量には注意する
速効型インスリン分泌促進薬（ナテグリニドなど）	血糖値↓		低血糖	肝障害や腎障害がある場合，低血糖のリスクが高まる
DPP-4阻害薬（シタグリプチンなど）	血糖値↓		単独投与では低血糖の可能性は少ない	スルホニル尿素薬やインスリンとの併用で低血糖のリスクが高まる
GLP-1受容体作動薬（リラグルチドなど）	血糖値↓		体重減少，食欲低下	スルホニル尿素薬やインスリンとの併用で低血糖のリスクが高まる．投与中の高齢者で体重減少・食欲低下はみられないか確認する
ビグアナイド薬（メトホルミンなど）	血糖値↓	インスリン抵抗性改善	乳酸アシドーシス	乳酸アシドーシスの主な症状（食欲低下，悪心，嘔吐，腹痛，軟便，下痢，急激な疲労感，筋肉痛，過呼吸）に注意し，複数当てはまる場合は受診させる
チアゾリジン（ピオグリタゾン）	血糖値↓		体液貯留，体重増加，膀胱がん，骨折	体液貯留（循環血液量の増加）や脂肪細胞の増加による体重増加，特に女性で骨折のリスクが高まる
SGLT2阻害薬（イプラグリフロジンなど）	血糖値↓ 尿糖陽性	糖吸収・排泄調節	脱水，尿路感染・性器感染，体重減少	夏場や利尿薬を服薬している場合には脱水に注意が必要，飲水を促す
α-グルコシダーゼ阻害薬（アカルボースなど）	血糖値↓		腹部膨満感，放屁，下痢，腸内ガスの増加にともなう腸閉塞	服薬者が低血糖になった場合は，必ずグルコースを摂取させる．砂糖や飴，チョコレートでは吸収速度が遅いため血糖上昇までに時間がかかる
インスリン製剤	血糖値↓	体内のインスリンと同じ作用	低血糖，体重増加	食事と注射のタイミングや食事と投与量のアンバランス，体調の変化などで低血糖を起こしやすい．インスリンは過剰なカロリーを脂肪に取り込む作用があるため体重が増加する

4 リハ中に気をつける検査値

常にこの検査値はチェック！

◆ **HbA1c, 空腹時血糖, 随時血糖**

- HbA1cを定期的に測定している場合, その推移は欠かさずチェックする. HbA1cは**過去1〜2ヵ月の血糖コントロールを反映する**ため, より長期的な生活習慣を推察する材料になる.
- 空腹時血糖, もしくは随時血糖が食生活や活動状況を雄弁に語ることもある. **HbA1cは血糖値の平均値**といわれ, HbA1cが正常値でも高血糖や低血糖のことがあるため, 血糖値もあわせて確認する（第1章2-9 図1参照）.

こんなときはこの検査値をチェック！

◆ **低血糖症状**

↳ その場で**血糖値**を測定する！

- 交感神経刺激症状：発汗, 不安, 動悸, 頻脈, 手指振戦, 顔面蒼白など
- 中枢神経症状：頭痛, 眼のかすみ, 空腹感, 眠気, 意識レベル低下など
- 運動療法には**血糖降下作用**があるため, 運動中・運動後に低血糖となるおそれがある.
- 交感神経刺激症状, 中枢神経症状に関わらず, 低血糖症状が現れたらすぐにリハを中止し血糖値を測定する. 低血糖が確認されれば（一般には **70 mg/dL 未満**）, グルコースを摂取させるなどの対処が必要となる.
- 一度低血糖症状が現れたら, グルコースなどの摂取により回復しても再度低血糖になる可能性があるため数時間はリハを再開しない方がよい.

◆ **高血糖症状**（表3）

↳ **血糖値, ケトン体**を確認！

- 糖尿病ケトアシドーシス, 高血糖高浸透圧症候群のいずれも種々の程度の**意識障害**

表3 ● 高血糖の原因と所見

原因	症状
糖尿病ケトアシドーシス	激しい口渇, 多飲, 多尿, 体重減少, はなはだしい全身倦怠感, 消化器症状, 脱水, アセトン臭, Kussmaul大呼吸, 血圧低下, 循環虚脱, 脈拍頻かつ浅
高血糖高浸透圧症候群	倦怠感, 頭痛, 消化器症状, 脱水, 血圧低下, 循環虚脱, けいれん, 振戦

をきたし，重度の場合は**昏睡**に陥る．
- 高血糖症状がみられたら，リハを行う前に血糖値を測定する．高血糖が確認されれば（一般には **250 mg/dL 以上**）医師に連絡する．

5 治療プログラム

- 糖尿病患者に対する運動療法と検査の関係を図に示す（図2）．
- 運動療法では有酸素運動をメインとする．経口ブドウ糖負荷試験（OGTT）や持続血糖測定（CGM）を行っている場合は，**血糖値がピークとなるタイミングで運動**できるようスケジュールを立てる．
- 75 gOGTTは8時間以上の絶食後，75gブドウ糖溶解液を5分以内に服用し，採血は負荷前および負荷後30，60，120，（180）分に行い，血糖・血中インスリン・尿糖を測定する．
- 有酸素運動は，嫌気性代謝域値，または$\dot{V}O_2 max$の**50％前後**とし，**心拍数100～120 bpm**を目安とする．1回あたりの時間は少なくとも15分，可能なら30分程度できるとよい．できるだけ毎日行うことが望ましい．
- レジスタンストレーニングは，**1RMの60～80％で10回3セット行う**．ただし，増殖性網膜症による**新鮮な眼底出血**がある場合には，血圧が上昇しやすいレジスタンストレーニングは避けるべきである．
- 神経障害のある患者や高齢患者の場合，無自覚性低血糖の可能性もあるため，疑わしいときは血糖値を測定する．

合併症		発症前	発症初期	進行期	目的
検査値	リハプログラム	有酸素運動			● グルコースと脂肪酸の利用促進とインスリン抵抗性の改善
		レジスタンストレーニング			● 骨格筋量の増加による基礎代謝の向上
		血糖値（空腹時血糖，随時血糖）			● グルコーススパイク等の把握
		HbA1c			● 運動療法を含めた包括的な治療の効果判定
				尿ケトン体	● ケトーシスの指標

図2 ● 糖尿病に対するリハのルートマップ

文 献

1) 「平成27年 国民健康・栄養調査結果の概要」(厚生労働省), 2015
   http://www.mhlw.go.jp/file/04-Houdouhappyou-10904750-Kenkoukyoku-Gantaisakukenkouzoushinka/kekkagaiyou.pdf
2) 日本糖尿病学会糖尿病診断基準に関する調査検討委員会:糖尿病の分類と診断基準に関する委員会報告(国際標準化対応版). 糖尿病55:494, 2012

第2章 疾患別！注意すべき検査値

5）代謝疾患

② 慢性腎臓病（CKD）

出合う頻度 ★★★
検査値の重要性 ★★★

猪熊正美

表1 ● 慢性腎臓病における検査値の特徴[1]

検査値	基準値	本疾患の検査値	検査値のとらえ方
血清クレアチニン（Cr）	男性：0.65〜1.07 mg/dL 女性：0.46〜0.79 mg/dL	・中等度上昇：1.5〜2.4 mg/dL ・重症：2.4 mg/dLより高値	・筋肉量に依存し男性、若年者で高い傾向にある ・腎機能が低下した状態や脱水時に高値になる
血液尿酸窒素（BUN）	8〜20 mg/dL	・低窒素血症：8 mg/dL以下 ・高窒素血症：20 mg/dL以上	・第1章2-2参照
尿酸（UA）	男性：3.7〜7.8 mg/dL 女性：2.6〜5.5 mg/dL	・高尿酸血症：7 mg/dL以上 ・薬物療法の対象： ・8 mg/dL以上	・第1章2-11参照
推算糸球体濾過量（eGFR, mL/min/1.73 m²）	正常または高値：60以上 正常または軽度低下：60以上90未満	・軽度〜中等度低下：30以上60未満 ・高度低下：15以上30未満 ・末期腎不全：15未満	・腎機能障害が進むと低値になり、低値になるほど予後が悪くなる ・慢性腎臓病の重症度を分類している
尿中L型脂肪酸結合蛋白（L-FABP）	8.4 μg/g×Cr以下	・基準値内	・腎機能障害が進むと高値になる ・腎血流量が減少すると高値になる ・食事の影響を受けず、日内変動もない
蛋白尿	50〜100 mg/日の排出	・持続して150 mg/日の排出がある場合：病的蛋白尿	・発熱・過激な運動で一過性に蛋白尿を認めるが、1 g/日以上の場合は腎性の疾患を疑う
血清シスタチンC（Cys-C）	男性：0.63〜0.95 mg/L 女性：0.56〜0.87 mg/L	・高値：5 mg/Lより高値	・早期腎機能低下に対する感度・特異度が高い
ヘマトクリット（Ht）	男性：40.7〜50.7 % 女性：35.1〜44.4 %	・男性51.0 %以上、 女性48.0 %以上で異常値	・高値では脱水症状に注意 ・服薬（利尿薬）の変更後にはチェックする

1 疾患の特徴

- 慢性腎臓病（CKD）は以下の片方または両方を満たす場合に診断される[2]．
  - eGFRの値にかかわらず，**腎障害を示唆する所見**（検尿異常，画像異常，血液異常，病理所見など）が3ヵ月以上存在する．
  - **eGFR 60 mL/min/1.73 m^2未満**が3ヵ月以上持続する．
- CKDは世界中で増え続ける**末期腎不全**（ESKD）の予備軍である．2014年の厚生労働省の調査によるとCKDの患者数は29万6,000人であった．男性18万5,000人，女性11万人と男性に多い[3]．
- 加齢とともにeGFRは低下するとされている．
  - 米国では，45歳までは10年で4 mL/min/1.73 m^2の低下だが，45歳以上では8 mL/min/1.73 m^2と2倍の速度で低下するとされている．
  - 一般的に，CKDでは**尿異常**からはじまり，徐々に進行してESKDに進行する．
  - CKDの進行にともなって**心血管疾患**（CVD）発症率が高まるが，CKDハイリスク群ではCVD発症率が加速的に高まる[2]．

2 よく検査される項目と検査値 (表1)

- 腎機能の評価は，Cr値をもとにした**eGFR**を用いる（第1章2-4参照）．また，筋肉量や食事，運動の影響を受けにくい**血清シスタチンC（Cys-C）**値を基にしたeGFRも有用である[3]．
  - Cr値は**筋肉量に大きく影響され**，長期臥床など筋肉量の少ない症例では，eGFRは低めに推算される．
  - Cys-Cは筋肉量にほとんど影響されないので，eGFRの信頼性が低いと思われる症例では有用性が高い．
- 腎機能障害が進行するとCr，BUN，UA，L-FABPが高値となり，**蛋白尿**の排出が認められる．
- 腎機能障害の進行とともに腎でのエリスロポエチン産生が低下し，腎性貧血を発症するため，**Hbの値**を確認する．
- CKDの重症度分類は原因（Cause：C），腎機能（GFR：G）蛋白尿（アルブミン尿：A）によるCGA分類で評価する（表2）．

表2 ● CKDの重症度分類

原疾患	蛋白尿区分		A1	A2	A3
糖尿病	尿アルブミン定量（mg/日）尿アルブミン/Cr比（mg/gCr）		正常	微量アルブミン尿	顕性アルブミン尿
			30未満	30～299	300以上
高血圧，腎炎，多発性嚢胞腎，移植腎，不明，その他	尿蛋白定量（g/日）尿蛋白/Cr比（g/gCr）		正常	軽度蛋白尿	高度蛋白尿
			0.15未満	0.15～0.49	0.50以上
GFR区分 (mL/分/1.73 m^2)	G1	正常または高値	≧90		
	G2	正常または軽度低下	60～89		
	G3a	軽度～中等度低下	45～59		
	G3b	中等度～高度低下	30～44		
	G4	高度低下	15～29		
	G5	末期腎不全（ESKD）	＜15		

重症度は原疾患・GFR区分・蛋白尿区分を合わせたステージにより評価する．CKDの重症度は死亡，末期腎不全，心血管死亡発症のリスクを▢のステージを基準に，▢，▢，■の順にステージが上昇するほどリスクは上昇する．（KDIGO CKD guideline 2012を日本人用に改変）
文献2より転載

3 薬物療法（表3）

- CKDでは残された腎機能を守るため，腎臓の働きを補い，合併症を防ぐためさまざまな薬が用いられる．CKDの危険因子（高血圧，脂質異常症，糖尿病，高尿酸血症）や腎臓機能に関与するもの（貧血，高カリウム血症，高リン血症など）に対して選択的に用いられることもある．

- CKDに対する降圧薬は，原則としてレニン・アンジオテンシン（RA）系阻害薬である**アンジオテンシン変換酵素（ACE）阻害薬とアンジオテンシンⅡ受容体拮抗薬**（ARB）が第一選択薬とされる．

- 脂質異常症治療薬でのスタチン製剤には，CKDにおける尿蛋白減少効果や腎機能障害の進行抑制効果が示されているため，**積極的にスタチン製剤を投与する**ことが推奨されている．

- 腎性貧血に対しては，赤血球造血刺激因子製剤（ESA）の投与が行われる．ESA療法により貧血を改善することで，腎障害や心不全の悪化を抑制することができる．

表3 ● 主な治療薬

薬剤名		検査値への影響	薬効	副作用	リハの注意点
降圧薬	エナラプリルマレイン塩酸	蛋白尿↓	輸出細動脈の拡張，糸球体内圧の低下，全身血圧の低下	空咳（ACE阻害薬のみ），血管浮腫	高齢者や低血圧患者は，めまいやふらつきに注意
	カンデサルタン，オルメサルタン				
脂質異常症治療薬（フェノフィブラート，アトルバスタチン）		蛋白尿↓ LDL-C↓ TG↓ HDL-C↑	コレステロール値の低下	横紋筋融解症	過剰な筋肉痛が生じるため，ここ数日間の運動内容を確認，運動内容も過負荷に注意
赤血球造血刺激因子製剤（アデニン，エポエチン）		Hb↑	赤血球造血	高血圧，血栓塞栓症	血圧の確認，呼吸状態の確認
サイアザイド利尿薬（トリクロメチアジド）		BUN・Cr↑ Na・K↓ Ca↑ 尿酸↑	Na，Clの再吸収抑制・尿中への排泄促進，循環血液量の減少，血圧の低下	間質性肺炎，肺水腫，発疹，顔面潮紅，光線過敏症	脱水症状に注意し運動時の血圧を把握，胸部X線をチェックし肺の状態を把握
ループ系利尿薬（フロセミド）		BUN・Cr↑ Na・K↓ Ca↓ 尿酸↑	Na，Clの再吸収阻害による水分の排泄促進	ショック，アナフィラキシー，再生不良性貧血，水疱性類天疱瘡，難聴	1日の尿量をチェックし脱水症状に注意
バソプレシン拮抗薬（トルバプタン）		Na・K↑ Cr↑	水の再吸収阻害による排泄促進	口渇，頻尿・多尿，めまい，多飲症	夜間頻尿による不眠・易疲労感の有無・高ナトリウム血症に注意

- IN/OUTバランスを適正化するため利尿薬が用いられる．大きく分けて，サイアザイド系利尿薬，ループ利尿薬，K保持性利尿薬がある．

4 リハ中に気をつける検査値

常にこの検査値はチェック！

◆ eGFR，Cr，BUN，蛋白尿

- 腎機能の悪化により腎血流量の減少，腎動脈硬化が生じる．その結果eGFRは低下し，Cr・BUNは上昇する．
- 連続したeGFRの低下があり，Crが2.4 mg/dLより高値になった場合は積極的な運動療法は禁忌とする．
- 発熱・過激な運動で一過性に蛋白尿を認めるが，1g/日以上とはならない．持続的

な蛋白尿は**病的蛋白尿**と判断され腎機能の悪化が疑われる．
- 病的蛋白尿と判断された場合は積極的な運動療法は禁忌とし，ADLレベルのリハにする．

こんなときはこの検査値をチェック！

◆ **意欲低下，易疲労感，脱力，血圧低下（脱水症状）**：「疲れた」「体が重い」
　↳ BUN/Cr比25より高値，Ht高値を確認！
- 利尿薬が効きすぎた場合には体内の水分バランスが崩れ脱水に傾く．脱水が進行すると**血圧低下**だけでなく**意識障害**に陥る場合もある．

◆ **体重増加，浮腫**：「太った」「むくむ」
　↳ eGFR，Na高値，Alb低値を確認！
- 腎機能の悪化によりeGFRが低下し**浮腫**が増悪する．水やNaの過剰，静脈系のうっ滞，毛細血管透過性の低下，低Albの灌流異常により毛細血管内静水圧が上昇して，細胞の外に組織間液が増加した状態であるので血管内脱水に陥っている可能性がある．そのため，リハ中は循環動態の変動に注意する．

5　治療プログラム（図1）

- 心肺運動負荷試験（CPX）や筋力測定を実施し運動耐容能や筋力を把握し問題点を抽出する．
- 腎機能低下により，水分排泄が滞るため全身の浮腫の変動に留意する．連続的な浮腫の増加には要注意．
- また，高血圧，高カリウム血症にもなりやすい．そのため，血圧管理を十分に行い，腎保護に留意する．
- 中等度高カリウム血症（5.5〜7.5 mEq/L）になると心電図ではテント状T波が出現し，高度高カリウム血症（7.5〜10.0 mEq/L）ではテント状T波とP波の消失が起こり，さらにKが上昇すると心室頻拍，心室細動が出現する[4]．そのため，モニター管理を十分に行う．
- 心疾患を合併している場合は日本循環器学会の「心血管疾患におけるリハビリテーションに関するガイドライン（2012年改訂版）[5]」に沿ってリハを実施し，有酸素運動は**嫌気性代謝閾値（AT）以内**で実施する．
- CKD患者には**筋の退行性変化**がみられ，運動耐容能の低下や歩行に支障をきたすような運動器疾患を有していることが多い．
  ▶ そのため，前述のガイドラインの禁忌（NYHA IV度・非代償性心不全・左室流出

病期	G1, G2	G3 (a, b), G4	G5	目的
リハプログラム	関節可動域練習			・関節可動域の維持
	ADL 練習			・ADL の維持,向上
	歩行練習			・移動手段の確保,筋持久力の維持・向上
	有酸素運動			・運動耐容能の維持,改善
	レジスタンストレーニング			・G1～4 では中等度の負荷で実施し,G5 では低負荷で実施.筋力増強または維持
検査値	BUN, Cr, eGFR, 蛋白尿			・腎機能の重症度の把握,運動により悪化していないかの確認

図1 ● リハのルートマップ（腎機能ステージ別）

路狭窄・高度で症状のある大動脈弁狭窄症・コントロールされていない不整脈）に当てはまらなければ，**レジスタンストレーニング**を積極的に実施する必要がある．

- CKD の重症度を把握し**重複疾患**の状態，**食事・水分摂取内容や量，内服薬**を確認し運動前の全身状態を把握する．
- CKD は動脈硬化が進んでいることが予想されるため，しっかりとウォーミングアップを行ってから運動療法を開始する．
  ▶ 運動療法終了時には低血圧を予防し静脈還流を促進するためクーリングダウンも十分に行う必要がある．
  ▶ 高強度の運動を実施した場合や CKD 重症度が G3b 以上の場合には，循環動態の安定に時間がかかることがあるため，運動療法終了後の**尿量**や**バイタルサイン**のチェックも大切である[6]．

文献

1）今井圓裕：血液検査．「腎臓リハビリテーション」（上月正博/編著），pp76-80, 医歯薬出版株式会社，2012
2）「CKD 診療ガイド 2012」（日本腎臓学会/編），東京医学社，2012
3）「平成 26 年患者調査の概況：CKD（慢性腎臓病）の調査・統計」（厚生労働省）
  http://www.mhlw.go.jp/toukei/saikin/hw/kanja/14/dl/toukei.pdf
4）「これでわかる心電図の読み方と心臓病」（清野精彦/著），南江堂，1998
5）「心血管疾患におけるリハビリテーションに関するガイドライン 2012 年改訂版」（合同研究班参加学会/編），2015
6）重田　暁：慢性腎臓病（chronic kidney disease：CKD）に対する運動療法の最前線．理学療法学，44（2）：158-165，2017

6) がん

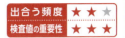

筧　慎吾

表1 ● がんにおける検査値の特徴

検査値	基準値	本疾患の検査値	検査値のとらえ方
白血球 （WBC）	3,300〜8,600/μL	● 低値：化学療法・放射線療法時 ● 高値：終末期	● 易感染性，リハ介入時間や使用物品に注意する
好中球 （NEUT％）	白血球の40〜70％	● 低値：化学療法・放射線療法時	● 500/μL以下ではクリーンルーム管理となる
血小板 （PLT）	15.8〜34.8×10⁴/μL	● 低値：化学療法時	● 2.0×10^4以下では積極的なリハを中止する
ヘモグロビン （Hb）	男性：13.7〜16.8 g/dL 女性：11.6〜14.8 g/dL	● 低値	● がん性貧血か腫瘍出血か鑑別が必要である ● Hb7.5以下で積極的なリハを中止する
C反応性蛋白 （CRP）	0.3 mg/dL以下	● 高値	● 3.0以上では機能維持中心となる
アルブミン （Alb）	4.1〜5.1 g/dL	● 低値	● 悪液質の影響により低下する ● 2.0以下は機能維持中心となる
インターロイキン6 （IL-6）	4.0 pg/mL以下	● 高値	● 炎症性サイトカインの1種である ● がん悪液質に関与する
腫瘍壊死因子-α （TNF-α）	1.8 pg/mL以下	● 高値	● 腫瘍壊死作用サイトカインである ● がん悪液質の誘発因子である

総ビリルビン (T-Bil)		0.4～1.5 mg/dL	● 高値	● 化学療法，鎮痛薬などによる薬剤性あり ● 過負荷による臓器障害に注意する
AST (GOT)		13～30 IU/L		
ALT (GPT)		7～42 IU/L		
尿素窒素 (BUN)		8～20 mg/dL		
血清クレアチニン (Cr)		男性：0.65～1.07 mg/dL 女性：0.46～0.79 mg/dL		
凝固因子	PT-INR	0.85～1.15	● 高値	● 超音波や造影CTで血栓を評価する ● DIC，DVT，PEに注意する
	D-ダイマー	0.9 μg/mL 以下		
電解質	Ca	8.8～10.1 mg/dL	● 高値低値どちらもあり	● 意識障害や脱力あり，転倒注意する ● 不整脈出現しやすくモニタリング管理下でのリハが望ましい
	Na	138～145 mEq/L		
	K	3.6～4.8 mEq/L		
腫瘍マーカー		各マーカーによる	● 高値：陽性	● 補助診断，治療効果や進行度を確認する ● 第1章-5参照
SpO$_2$		96～98％	● 低値：90％未満 ● 高値：100％（貧血）	● 悪性胸水，腹水，腫瘍による気道圧迫など多岐にわたり影響する ● 貧血ではHb減少により，低酸素血症でも100％を示す場合がある

1 疾患の特徴

- がんとは，腫瘍細胞が自己増殖し，周囲組織へ浸潤，血管やリンパ管を介して遠隔臓器に転移する悪性腫瘍の総称である．良性腫瘍の場合自己増殖はするが，周囲への浸潤，転移は起こらない．
- がんの**ステージ分類**は進行度順に0→Ⅰ→Ⅱ→Ⅲ→Ⅳと分類され，**腫瘍増大**と**浸潤，リンパ節転移，他臓器への転移**で決定される．
- 国立がん研究センターの発表では，わが国のがん罹患数は2016年では101万人，死亡数は37万人，がんサバイバー（がんの診断を受けたすべての生存者）は，1年間で14万人増加の64万人と推測されている[1]．
- 2016年での全がんにおける5年生存率は69.4％，10年生存率は58.5％である．臓

器別では，前立腺，乳房（女性）の生存率は高く，膵臓，胆のう・胆道，肝臓の順に低い．

2 よく検査される項目と検査値（表1）

- 腫瘍マーカーは，がんのスクリーニング，補助診断，治療効果評価や再発のモニタリング，予後予測に利用される（**第1章-5 参照**）．
- 白血球や好中球，血小板は，化学療法や放射線療法による**骨髄抑制**の影響を受けて減少する．CRPの上昇は，腫瘍増大や骨転移後骨折，感染で高値となるため鑑別が重要である．
  - ▶ 生命予後やQOLに多大な影響を与える**がん悪液質**は3つのステージに分類される．早期の「前悪液質」よりはじまり，がん進行に伴い「悪液質」となり，栄養投与に反応できない「不応性悪液質」に陥る．
  - ▶ 腫瘍細胞から放出される炎症性サイトカインや代謝産物の影響により高カルシウム血症，低ナトリウム血症，高カリウム血症が引き起こされ，心不全，腎不全などの**多臓器不全**に陥ることがある．
- **腫瘍随伴症候群**（腫瘍が産生する生理活性物質や腫瘍により誘導される異常な免疫反応）は，内分泌症候群や血液学的症候群など多岐にわたる病態を示す．

3 薬物療法（化学療法，表2）

- **化学療法**は，**手術療法・放射線療法**と並んでがんの3大治療である．化学療法を術前・術後，放射線前に組合わせることで，治療効果は向上する．
- 投与方法は点滴，注射，経口投与などがあり，単剤で使用する場合と複数の抗がん剤を併用する場合がある．
- 副作用は，脱毛，倦怠感，痺れ・脱力（末梢），貧血，感染，口内炎，吐き気・嘔吐，下痢，意識障害，血球減少などがある．
  - ▶ 化学療法直後に水分負荷による**心機能低下**に陥る場合がある．
  - ▶ 末梢神経障害は治療後数カ月〜数年で消失・軽快するが，不可逆的な場合もある．

表2 ● 代表的な抗がん薬など

薬剤名	検査値への影響		対象となるがん	副作用
分子標的薬 (イマチニブ)	白血球↓ Hb↓	血小板↓ 肝機能↓	慢性骨髄性白血病 (BCR-ABL蛋白活性阻害)	吐き気・嘔吐,骨髄抑制
アルキル化剤 (シクロホスファミド)	白血球↓ Na↓	肝機能↓ 腎機能↓	乳がん,悪性リンパ腫など (DNA合成抑制)	骨髄抑制,脱毛,吐き気・嘔吐
プラチナ製剤 (シスプラチン)	白血球↓ 腎機能↓		肝細胞がんなど (DNA合成抑制)	吐き気・嘔吐, 腎機能障害,骨髄抑制
抗腫瘍性抗生物質 (ドキソルビシン)	白血球↓ Hb↓ 血小板↓	肝機能↓ 蛋白尿	悪性リンパ腫,消化器系がんなど (DNA/RNA合成抑制)	吐き気・嘔吐,骨髄抑制, 脱毛,心機能障害
抗悪性腫瘍薬 (パクリタキセル)	白血球↓ 肝機能↓	腎機能↓	非小細胞肺がんなど (微小管阻害)	末梢神経障害, 関節・筋肉痛,発熱
サリドマイド製剤 (サリドマイド)	白血球↓ Hb↓ K↑	血小板↓ 肝機能↓	多発性骨髄腫 (血管新生・TNF-α産生抑制)	催奇形性,末梢神経障害, 骨髄抑制,DVT
代謝拮抗薬 (フルオロウラシル)	白血球↓ 血小板↓	肝機能↓ 腎機能↓	大腸がん (DNA合成抑制)	下痢,出血性腸炎, 骨髄抑制,間質性肺炎
植物アルカロイド (イリノテカン)	白血球↓ 血小板↓	肝機能↓ 腎機能↓	大腸がん,肺がんなど (酵素トポイソメラーゼ阻害)	下痢,骨髄抑制,DIC, 消化管出血
ホルモン剤 (プレドニゾロン)	白血球↑ K↓		悪性リンパ腫,乳がんなど (ステロイド)	ムーンフェイス,不眠, 抑うつ
生物学的応答調整薬 (インターフェロンβ)	白血球↓ 血小板↓	Hb↓	メラノーマ,脳腫瘍 (抗腫瘍免疫能の活性)	間質性肺炎,自殺企図, 発熱,頭痛,倦怠感

4 リハ中に気をつける検査値

常にこの検査値はチェック!

◆ **白血球,血小板,好中球:骨髄抑制**

- 治療による骨髄抑制中は感染対策が必要である.好中球が500μL以下ではクリーンルーム管理となる.
- **血小板が2.0×10⁴/μL以下**では出血リスクが高く,**積極的なリハは行わない**.
- $2.0 \sim 3.0 \times 10^4/\mu L$でセルフケアや低強度の運動,$3.0 \sim 5.0 \times 10^4/\mu L$で有酸素運動を中心としたリハプログラムとなる.

◆ **白血球,CRP:炎症**

- 腫瘍の増大にともないCRPの上昇がみられるが,易感染性状態のため**感染**にも注意する.

- 臨床上，CRP 3 mg/dL 以上の場合は機能維持のリハプログラムを中心とする．

◆ Hb，Alb：低栄養
- 腫瘍や炎症による消耗性疲労から，Hb 低値，Alb 低値となる．Alb は予後に関与するため，**自覚症状**や**体重**に注意し**運動負荷**を設定する．

◆ Na，K，Ca：電解質異常
- 高カルシウム血症は乳がん，肺がん，多発性骨髄腫で多い．腫瘍崩壊症候群は高カリウム血症や低ナトリウム血症を起こしやすく，**循環動態**や**意識状態**を含めて注意する．

◆ D-ダイマー：血栓
- D-ダイマーが高値の場合，トルソー症候群（悪性腫瘍に伴う血液凝固促進により発症する血栓症）による脳血栓，肺塞栓，心筋梗塞などの可能性がある．運動時の**心電図変化**や**意識レベル**，**麻痺の出現**について評価する．

こんなときはこの検査値をチェック！

◆ 易疲労性，倦怠感：「疲れて動きたくない」
↳ **白血球，CRP，Hb，Alb，IL-6，TNF-αを確認！**
- がん関連疲労とよばれ，高値の場合腫瘍増大，血球減少症，腫瘍随伴症候群，感染，がん悪液質の可能性がある．体重や発熱，食事量など栄養状態も確認する．
- 白血球 3,000 /μL 以下，CRP 3.0 mg/dL 以上，Hb 7.5 g/dL 以下，Alb 2.0 g/dL 以下の場合は，医師に相談し，積極的なリハから維持的なリハへ変更する．機能維持レベルの運動負荷を設定し，1 日の活動量をみながらリハプログラムを調整する．

◆ 局所疼痛：「腰が痛い」「足の付け根が痛い」
↳ **白血球，CRP，画像所見，腫瘍マーカーを確認！**
- 他臓器転移，骨転移，骨折の可能性がある．特に**溶骨性骨転移**の場合は骨折し易く，脊柱レベルでは**脊髄損傷**の可能性が高くなる．
- 動作時痛にともない，痺れ，筋力低下，白血球・CRP の上昇が認められた場合は，医師に相談する．確定診断・治療開始までは**積極的なリハは避け**，ベッド上でのプログラムへ変更する．特に，ADL 動作指導を本人・病棟スタッフとすみやかに共有する．

◆ 呼吸苦：「息苦しい」
↳ **血液ガス，SpO_2（姿勢による変化の有無），D-ダイマー，白血球，CRP，画像所見を確認！**

表3 ● がん患者におけるリハの中止基準[2]

血液所見：血小板 $2.0 \times 10^4 / \mu L$ 以下，Hb 7.5 g/dL 以下，白血球 $3,000 / \mu L$ 以下
骨転移：骨皮質の50％以上の浸潤，骨中心部に向かう骨びらん，大腿骨の3cm以上の長管骨の転移
有腔内臓（腸管・膀胱・尿管），血管，脊髄の圧迫
持続する疼痛，呼吸困難，運動障害を伴う胸膜・心嚢・腹膜・後腹膜への浸出液貯留
中枢神経系の機能低下，意識障害，頭蓋内圧亢進
低・高カリウム血症，低ナトリウム血症，低・高カルシウム血症
起立性低血圧
110回/分以上の頻脈，心室性不整脈
38.3度以上の発熱

ただし，医師の判断により維持的なリハを行う場合はある．

- 悪性胸水・腹水，肺梗塞，癌性胸膜炎，肺炎，無気肺の可能性がある．胸水・腹水貯留による横隔膜圧迫の場合は，臥位でSpO_2が低下しやすく，立位で改善する．
- **SpO_2 90％未満が持続する場合はリハを中止**し，医師に相談する．特に，ポジショニングや体位，運動負荷によるバイタル変化は，鑑別診断や治療判断の補助となるため，医師や看護師と共有する．

5 治療プログラム

- 病期ごとの治療プログラムを立案する（**図1**）．治療・進行にともなう二次障害の予防だけでなく，治療前からの**プレハビリテーション**も重要である．
- がんの種類や治療内容により出現するリスクや身体症状は異なる．特に転移や再発がん，末期がんは症状と状態が乖離しやすく，表3をもとに，**医師と患者ごとの中止基準を設定する**．

病期別リハ

◆ 予防的 - 治療的

- 治療前の身体機能，ADLは治療後の成績や治療内容に影響する．
- 早期の**レジスタンストレーニング**，**有酸素エクササイズ**が有効であり，術前の**呼吸リハ**は術後の入院期間短縮や運動耐容能改善に効果がある．
  - ▶ 腫瘍の残存や播種などの情報収集は，予後や治療内容に影響するために必要である．CRP改善遅延や疼痛継続時は残存腫瘍の増大や転移の可能性がある．維持的リハの移行時期となるため，運動負荷量に注意する．

病期	予防的 (がん発見)	回復的 (治療開始)	維持的 (再発・転移)	緩和的 (末期がん)	備考
目的	機能障害予防	最大限の 機能回復	セルフケア, 運動 能力を維持・改善	QOL の高い生活 (身体的・精神的・社会的)	
リハプログラム	レジスタンストレーニング →				・予防的・回復的:機能向上, 改善を目標 ・維持的:機能維持と在宅調整 ・緩和的:QOL を中心に, トイレ動作など基本 ADL 維持
			機能維持エクササイズ →		
	有酸素トレーニング →				
			ADL エクササイズ →		・死亡する直前まで ADL を維持する場合が多い
				物理療法 →	・予防的:呼吸リハは術後成績を向上 ・緩和的:疼痛や浮腫が QOL を低下させるため, 対処療法として物理療法, 呼吸リハが有効
	呼吸リハ →				
検査値	腫瘍マーカー →				・予防的・回復的:治療効果判定, 転移 ・維持的・緩和的:再発, 予後予測
	CRP, 白血球, Hb, Alb, 代謝系, 腎機能, 心機能, 肝機能 →				・進行にともない様々な全身症状が出現

図1 ● がんリハにおける病期別目的とリハプログラム

◆ 維持的-緩和的

- がん性疼痛が体動時や安静時に出現する時期である．NSAIDs やオピオイドなどの使用を開始している場合は，**投薬時間**や量について関連医療者と連携をとる．
- 筋力維持目的の運動療法や疼痛緩和目的の物理療法（温熱療法，経皮的電気刺激療法）・徒手的マッサージは，ADL維持や倦怠感，呼吸困難感の改善につながる．
  - ▶ 維持的リハの時期では**炎症値，体重減少，呼吸苦，疼痛部位**をチェックし転移や腫瘍増大に注意する．
  - ▶ 緩和的リハの時期では多数の異常値が出現するため，日々の臨床症状・所見（意識レベル・呼吸数・四肢浮腫など）を評価しながら，**生命予後**と**患者・家族のニーズ**を考慮して対応する．

文 献

1) 国立がん研究センターがん対策情報センター
   https://ganjoho.jp/reg_stat/statistics/stat/summary.html
2) 「DeLisa's Physical Medicine and Rehabilitation (5th ED)」(Walter R. Frontera, et al, eds), Walters Kluwer, 2010
3) 「がんのリハビリテーションベストプラクティス」(日本がんリハビリテーション研究会/編), 金原出版, 2015
4) 「入門腫瘍内科学 改訂第2版」(日本臨床腫瘍学会/監), 篠原出版新社, 2015

検査値はいつみるのか?

田屋雅信

　検査値は入院または外来などでリハを開始する前に確認することが基本となる．しかし，病期によって直近のデータと目の前にいる患者の状態とが乖離していることがあるため，解釈には十分に注意が必要である．

- **急性期**：ICUでは早朝に採血結果が出ている．さらには1日のなかで数回検査することもある（特に血液ガス）．リハ前には必ず確認することが必要であり，確認しなければ多職種とのカンファレンスをすることもできない．
- **回復期**：検査は頻回に行われないため，転院前や入院後の結果を照らし合わせることが必要である．外来リハでは医師と相談しながら定期的に採血を行い，評価ならびに効果判定を行うとよい．
- **在宅**：かかりつけ医での直近の採血結果を確認できるような申し送りをしてもらう働きかけをするとよい．

　「いつみるのか」というよりは，「どのようにみていくか」が重要である．バイタルサインと同様に評価項目にいれることで確認する癖がつくと思われる．リハの前に異常値があれば医師に介入の可否を確認すること，リハ中に症状や現象が起きれば医師に報告することが自然とできるようになる．この繰り返し作業がチーム医療の原点である．

第3章
Case Study

第3章 Case Study

Case 1) 冠動脈バイパスの術後（急性期）
経過をどのように判断するか？

設楽達則

症例

- 患者：78歳，男性
- 診断名：冠動脈バイパス術後（狭心症）
- 術前体重：54.8 kg
- 既往歴：糖尿病，高血圧症

◆ 表1　検査値

	A) 介入開始 (ICU) 術後1日	B) ICU退室 術後4日	C) 一般病棟 術後7日
白血球（μ/L）	11,170	14,720	8,160
CRP（mg/dL）	7.03	23.01	4.69
Hb（g/dL）	10.4	11.1	9.9
BUN（mg/dL）	15.4	15.4	15.0
Cr（mg/dL）	0.79	0.89	0.77
eGFR（mL/min/1.73 m^2）	72	63	74
AST（IU/L）	38	58	86
ALT（IU/L）	11	23	135
CK（IU/L）	812	1,273	613
Na（mEq/L）	133	134	134
K（mEq/L）	4.2	4.3	4.0
体重（kg）	57.6	57.7	56.6
体温（度）	36.7	36.9	36.5

◆ 現病歴

- ここ数カ月，自宅の階段昇段時の息切れが強くなっていた．当院を受診し，冠動脈造影検査を受けた結果，3枝病変を認め，狭心症と診断された．

- 外科的治療の適応と判断され，冠動脈バイパス術を受けた．術後1日目午前中に経口挿管が抜去された．

◆ 術後所見（術後1日目）
- バイタルサイン：血圧108/65 mmHg，SpO_2 97 %（O_2鼻カニューレ 5L/分），体温36.7度
- 血液ガス：Lac 0.7 mmol/L，BE -0.5 mEq/L，pH 7.4，HCO_3^- 21.8 mEq/L，IN/OUTバランス $+2,858$ mL
- 投薬：ニコランジル（冠血管拡張薬）4 mL/時，カルペリチド（利尿薬）2 mL/時

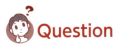

Question

現在術後7日であり，現時点にて下記のQuestionをどう考えるか？

Q1. 手術後の炎症反応は落ち着いてきているか？

Q2. 貧血はないか？

Q3. 体重の増減とIN/OUTバランスは？

Q4. 術後心不全，腎機能の悪化はないか？

Q5. 致死性不整脈の可能性は？

Q6. アシドーシスの進行はないか？

Q7. ICUで離床を開始できるか？

Q8. 運動療法を開始できるか？

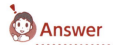

Q1. 手術後の炎症反応は落ち着いてきているか？

- 白血球やCRPは高値であるが，ともに術後4日をピークに術後7日には落ち着いてきていることから手術直後の侵襲による影響と考えられる．
- 発熱も認めないことから，炎症は鎮静化している．

Q2. 貧血はないか？

- 術後1日からHbはやや低値が続いているため，貧血のおそれがある．**頻脈**には注意する必要がある．

Q3. 体重の増減とIN/OUTバランスは？

- 一般に心臓外科手術直後はIN/OUTバランスがプラスバランスとなり，本症例でも同様にプラスバランスである．体重は術後4日をピークに低下傾向にある．

Q4. 術後心不全，腎機能の悪化はないか？

- BUN，Crの著明な上昇はみられない．eGFRは術後4日に若干低下したが，術後7日には上昇しているため，心不全にともなう腎障害はないと考えられる．
- IN/OUTバランスはプラスバランスではあるが，除水が進み順調な体重推移といえる．
- Naがやや低値である．原因はNaのサードスペースへの移動が考えられる．
  - ▶ サードスペースとは細胞内や血管内以外の第3のスペースのことを指す．生体に強いストレスがかかると，血管の透過性が亢進し，血管内から水分やNaがサードスペースに漏出する．

Q5. 致死性不整脈の可能性は？

- Na，Kは正常値であり，致死性不整脈の可能性は低い．

Q6. アシドーシスの進行はないか？

- Lac，BE，pH，HCO_3^-は正常範囲であり，アシドーシスの進行は認めない．

Q7. ICUで離床を開始できるか？

- A1〜A6を総合し，離床は開始できると判断する．**頻脈**や**起立性低血圧**などに注意しながら段階的に進める．

Q8. 運動療法を開始できるか？

A8
- CKは術後4日で上昇しているが，術後7日には低下しているため，心臓外科手術による一過性の上昇であることが考えられる．運動中の**虚血症状**や**心電図変化**，**CKの推移**を確認しながら運動療法を進める．
- 体重は術後7日の時点で術前体重に戻っていないため，まだ除水の途中期間と判断できる．除水の妨げにならないよう**運動療法は低強度から**開始する．

第3章 Case Study

Case 2) 慢性心不全
心不全患者を外来リハでどう管理するか？

田屋雅信

症例

- 患　者：75歳，女性
- 診断名：拡張型心筋症

◆ 表1　検査値

	A) 入院時 第1病日	B) 退院時 第14病日	C) 外来初回 退院2週後
BNP (pg/mL)	827	135	110
Cr (mg/dL)	1.48	1.29	1.26
eGFR (mL/min/1.73 m^2)	27.0	31.4	32.2
Hb (g/dL)	9.2	10.8	10.9
Na (mEq/L)	130	136	138
K (mEq/L)	3.5	4.4	4.7
TC (mg/dL)	163	−	226
HDL-C (mg/dL)	29	−	33
LDL-C (mg/dL)	99	−	124
TG (mg/dL)	175	−	346
UA (mg/dL)	8.4	6.0	5.9
Alb (g/dL)	3.3	3.5	3.7
体重 (kg)	44.0	36.5	37.6

◆ 現病歴

- 拡張型心筋症による慢性心不全（LVEF20％）で外来心臓リハビリテーション（以下，心リハ）を継続していたが，体重が徐々に増加し労作時の息切れも認めていた．外来診察時，胸部X線画像にて胸水の貯留，心拍数140 bpmの発作性心房頻拍（AT）の出現，BNPの増加を認めたため，入院加療となった（表1A）．
- ATに対する心筋焼灼術（ablation）を実施後，心不全症状は軽快消失し，薬物治

療の調整後に退院となった（**表1B**）．退院後外来心リハを再開した．

◆ 外来初回時

- **バイタルサイン**：血圧 99/52 mmHg，心拍数 96 bpm，SpO_2 96 %
- **検査値**：表1C
- **問診情報**：睡眠不足，食欲低下なし．歩行時に息が切れるのでタクシーで来院した．
- **併存疾患**：高血圧，脂質異常症，慢性腎臓病，高尿酸血症，睡眠時無呼吸症候群（入眠時ASV装着）
- **内服薬**：アゾセミド・トルバプタン（利尿薬），ピモベンダン（強心薬），エナラプリル（ACE阻害薬），ビソプロロール（β遮断薬），エドキサバン（抗凝固薬），アトルバスタチン（脂質異常症薬），フェブキソスタット（高尿酸血症薬）
- **今後の治療**：外来医師の方針は，体重経過により利尿薬の調整やACE阻害薬とβ遮断薬の増量を行う予定となっている．

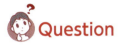

Question

Q1. 採血結果と体重の推移からのアセスメントと行うべき評価は？

Q2. 外来初回時に運動療法を行ってよいか？

Q3. 今後の方針は？

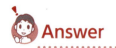

Q1. 採血結果と体重の推移からのアセスメントと行うべき評価は？

- BNPは退院時に比べ増加していないが体重増加を認めるため，労作時の息切れ，下腿浮腫，胃部不快感などの**うっ血所見**を確認する．
- また，食欲良好でAlbの改善も認めていることから体重増加の原因を**体組成計**（骨格筋量，体水分量，体脂肪量）で評価する．
- 腎機能の悪化やそれに付随した貧血の悪化はないが，慢性腎臓病を合併しているので最近の**尿量の変化**を問診する．
- 低ナトリウム血症は改善傾向であるが，運動前後の**血圧低下**や**倦怠感**の有無を確認する．
- Kは正常範囲であるが，心拍数100 bpm前後と頻脈傾向なので**心電図モニタリング**を実施する．
- 内服治療中だがLDL-C，TGが高値であるため，塩分とあわせて**脂質関連**の食事内容も聴取する．

Q2. 外来初回時に運動療法を行ってよいか？

- 体重増加は基準範囲内である（最近1〜3日間で1.8 kg以上の増加がない[1]）．
- フィジカルアセスメントによるうっ血所見の悪化がなければ運動療法を制限する因子はなく，ガイドラインに準じて**有酸素運動**と**レジスタンストレーニング**を実施していく．

Q3. 今後の方針は？

- 前回入院時のように体重増加，BNP上昇，心拍数上昇がないかを評価しながら運動療法を継続していき，歩行時の息切れ改善をめざす．

文献
1) Piepoli MF, et al.：Exercise training in heart failure：from theory to practice. A consensus document of the Heart Failure Association and European Association for cardiovascular prevention and rehabilitation. Eur J Heart Failure, 13：347–357, 2011

第3章 Case Study

Case 3) 心筋梗塞
心筋梗塞の重症度をどう判断していくか？

田屋雅信

症例

- **患者**：58歳，男性
- **診断名**：急性心筋梗塞

◆ 表1　検査値

	A) 入院時 （早朝3時） 第1病日	B) 14時 第1病日	C) 心リハ 開始時 第3病日	D) 200 m 歩 行達成時※ 第7病日
AST (IU/L)	26	220	172	77
ALT (IU/L)	20	40	38	26
γGTP (IU/L)	35	27	27	28
BUN (mg/dL)	13.3	11.7	10.9	9.8
Cr (mg/dL)	0.95	0.77	0.93	0.86
eGFR (mL/min/1.73 m^2)	64.0	80.5	65.5	64.7
CK (IU/L)	207	2,517	1,418	562
CK-MB (ng/mL)	8	277	83	11
トロポニンI (pg/mL)	293	―	―	―
TC (mg/dL)	212	―	―	―
HDL-C (mg/dL)	44	―	―	―
LDL-C (mg/dL)	137	―	―	―
TG (mg/dL)	150	―	―	―
血糖 (mg/dL)	98	―	―	―
HbA1c (%)	5.5	―	―	―
BNP (pg/mL)	127	―	―	―

※運動療法開始

◆ 現病歴

- 仕事中に胸痛を訴えたが，自然軽快するということで放置していた．深夜に入眠しようとしていた際に再度胸痛が出現したが，改善しないため救急要請をした．12誘導心電図でPVC頻発，ST上昇を認めた．心エコー検査では後壁に無運動があり，トロポニンⅠの上昇を認めたため緊急冠動脈造影検査を行った．LCX #12 100 %，#13 99 %であり，緊急でPCIを実施した．実施後，安静度拡大のため心リハが処方された．killip分類Ⅰで心不全はない．

◆ 運動療法開始時

- **バイタルサイン**：血圧127/67 mmHg，心拍数97 bpm，心室期外収縮単発
- **身体所見**：身長166 cm，体重73 kg，BMI 26.5
- **問診**：胸痛なし，喫煙歴あり
- **併存疾患**：高血圧，脂質異常症，肥満
- **内服**：トリクロルメチアジド（利尿薬），エナラプリルマレイン酸（ACE阻害薬），ロスバスタチン（スタチン），カルベジロール（β遮断薬），クロピドグレル・アスピリン（抗血小板薬）
- **心エコー**：EF55 %，後壁の壁運動異常

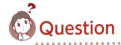

Question

Q1. 入院時の心筋梗塞の重症度は？

Q2. 運動療法開始時の冠危険因子と対策は何か？

Q3. 運動療法開始後のプログラムはどのように進めていくか？

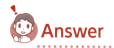

Q1. 入院時の心筋梗塞の重症度は？

- Killip 分類 I で心不全の微候がないため，重症度は高くないと考えられる．心不全はないが BNP は高めで経過しているので**心不全の増悪**（体重の増加，労作時息切れの増加）に注意する．

Q2. 運動療法開始時の冠危険因子と対策は何か？

- 心筋梗塞の再発予防のため血圧 130/80 mmHg 未満，LDL-C 100 mg/dL 未満を目標とする．
- 入院時に開始した内服（降圧薬，スタチン）の継続，運動療法の習慣化を促す．
- 肥満も認めるため栄養士と相談しながら食事制限（カロリー・脂質摂取制限，6g/日未満）と運動療法で減量を目標（BMI 25 未満）としていく．

Q3. 運動療法開始後のプログラムはどのように進めていくか？

- ピーク CK 3,000 IU/L 未満であり，通常の心リハプログラムで離床を進め，早期に運動療法を導入する．
- 離床段階ごとに 12 誘導心電図をとり，医師に確認後，安静度をあげていく．
- EF が保持され血圧は安定しているが，血圧の上昇にともなう**心破裂**，**左室リモデリング**に注意する．
- 退院後，外来心リハにつなげていき，食事，生活指導を継続する．
- 運動療法は**有酸素運動**を基本とし，運動療法開始 **5 週目**からレジスタンストレーニングを導入していく．

文 献

1) Piepoli MF, et al.：Exercise training in heart failure：from theory to practice. A consensus document of the Heart Failure Association and European Association for cardiovascular prevention and rehabilitation. Eur J Heart Failure 13：347-357, 2011

第3章 Case Study

Case 4) 生活習慣病
冠危険因子の目標値をどう設定するか？

設楽達則

症例

- **患者**：45歳，男性
- **診断名**：冠攣縮性狭心症
- **合併症**：糖尿病，脂質異常症，高度肥満症

◆ 表1 検査値

	A) 入院時 入院1週後	B) 退院時 入院4週後	C) 外来時 退院1カ月後
空腹時血糖（mg/dL）	135	101	―
随時血糖（mg/dL）	143	112	161
HbA1c（%）	8.3	―	7.1
尿糖	陰性	―	陰性
尿ケトン体	陰性	―	陰性
尿蛋白	陰性	―	陰性
eGFR（mL/min/1.73 m^2）	74	75	74
TC（mg/dL）	186	171	177
TG（mg/dL）	192	148	172
HDL-C（mg/dL）	39	33	38
LDL-C（mg/dL）	117	114	102

◆ 現病歴

- 糖尿病で加療中．30歳から糖尿病を指摘され内服加療を開始していたが，内服自己中断となっている．1ヵ月程前から心窩部痛を自覚するようになり，上部消化管内視鏡やCTで検査したが，明らかな異常はみられなかった．糖尿病治療，動脈硬化症評価，減量を目的に入院となった．入院後，冠動脈造影検査にて冠攣縮性狭心症が診断された．入院期間中，退院時の狭心症状はなかった．
- **内服薬**：メトホルミン塩酸塩（インスリン抵抗性改善），ミグリトール（糖吸収・

排泄調節）
- **入院期間中摂取カロリー**：1,200 kcal/日
- **身体所見**：身長160 cm，体重126 kg，BMI 49.2

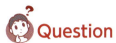
Question

Q1. この患者の血糖コントロールをどう評価するか？

Q2. 入院期の高度な高血糖はないか？

Q3. 入院時に糖尿病腎症はないか？

Q4. 外来期の脂質管理目標値をどこにとるか？

Q5. 外来期の運動療法はどうするか？ 注意点は？

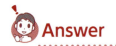

Q1. この患者の血糖コントロールをどう評価するか？

- 入院時は空腹時血糖，随時血糖ともに高値であり，HbA1cは治療強化が困難な際の目標である8.0％さえも超えている．
- 入院期間中の薬物療法，食事療法，運動療法によりHbA1cは外来初回で7.1％まで改善した．外来期には少なくともHbA1c 7.0％未満をめざす．
- 外来初回の随時血糖が高いことからHbA1cは低下しているが，**グルコーススパイクが存在する**可能性がある．

Q2. 入院期の高度な高血糖はないか？

- 一般的に血糖値が160〜180 mg/dL以上になると腎尿細管での再吸収閾値を超えるため**尿糖**が出現する．本症例の場合，血糖値は最高で160 mg/dL程度とやや高値であるが，尿糖は陰性で**高度な高血糖はない**といえる．
- 尿ケトン体も陰性であるため同様に高度な高血糖はないと推察する（**第1章3-1**参照）．

Q3. 入院時に糖尿病腎症はないか？

- eGFRは60未満で慢性腎臓病に該当するが，本症例は70以上で経過しており尿蛋白も陰性で腎障害はみられない．したがって，**糖尿病腎症はない**と判断する．
- 糖尿病腎症第4期（腎不全期）・第5期（透析療法期）は，過激な運動を避け，体力を維持する程度の運動強度とするが，本症例では一般的な糖尿病患者に対する運動強度で問題ない（**第2章5-1**参照）．

Q4. 外来期の脂質管理目標値をどこにとるか？

- 本症例は冠攣縮性狭心症を発症しているため，脂質管理目標値はそれぞれ**表2**の

◆表2 リスク区分別脂質管理目標値[1]

治療方針の原則	管理区分	脂質管理目標値（mg/dL）			
		LDL-C	HDL-C	TG	non HDL-C
一次予防※	カテゴリーⅠ	<160	≧40	<150	<190
	カテゴリーⅡ	<140			<170
	カテゴリーⅢ	<120			<150
二次予防	冠動脈疾患の既往	<100			<130

※一次予防はカテゴリー分類に基づき，冠動脈疾患の絶対リスクの程度によりLDL-C，non HDL-Cの管理目標値が定められている．

「二次予防」の値に則って設定する．

Q5. 外来期の運動療法はどうするか？ 注意点は？

A5
- 糖質と脂質のエネルギー消費を目的とし，30〜40分の連続した有酸素運動を行う．
- 過体重であるため下肢関節への負担を考慮し，体重が直にかかるウォーキングは選択せず，**免荷した状態で運動できる**自転車エルゴメータや上肢エルゴメータを選択する．
- **狭心症状**や運動中・運動直後の**低血糖**に注意する．

文 献

1) 「動脈硬化性疾患予防のための脂質異常症治療ガイド2013年版改訂版」（日本動脈硬化学会/編），29，2017

第3章 Case Study

Case 5) 脳梗塞（急性期）
急性期のリハをどう進めるか？

藤野雄次

症例

- 患者：73歳，女性
- 診断名：心原性脳塞栓症
- 既往歴：脳梗塞，心不全
- 併存疾患：高血圧，心房細動
- 病前生活：ADLは自立．地域の三味線教室に通っていた．

◆ 表1　検査値

	A) 初回介入時 第2病日	B) 離床検討期 第4病日	C) 運動拡大期 第6病日
CRP (mg/dL)	0.158	0.358	0.703
Hb (g/dL)	9.0	8.6	8.6
赤血球 ($\times 10^6/\mu L$)	3.47	3.28	3.29
PT-INR	1.20	1.51	1.81
APTT (秒)	44.4	39.3	―
D-ダイマー ($\mu g/mL$)	1.81	1.52	1.42
Alb (g/dL)	3.0	3.1	3.1
BNP (pg/mL)	124	―	―
体重 (kg)	43.3	42.4	42.2

◆ 現病歴

- テレビ鑑賞中，突然の意識障害を認め救急搬送された．
- 頭部MRIで左中大脳動脈領域に広範な脳梗塞を認めたため，入院加療となった．

◆ 初回介入時（第2病日）

- バイタルサイン：血圧131/59 mmHg，心拍数113 bpm（不整），SpO$_2$ 96 %（室内気）

- **身体所見**：身長149 cm，体重43.3 kg，BMI 19.4，頸動脈の怒張・下腿浮腫なし
- **神経学的所見**：意識傾眠，重度の右片麻痺・感覚障害・構音障害
- **神経心理学的所見**：全失語，右半側空間無視
- **食事，排泄**：経鼻胃管，膀胱留置カテーテル
- **検査値**：表1A
- **投薬内容**：濃グリセリン（抗脳浮腫薬），エダラボン（脳保護薬），ヘパリン（抗凝固薬，第5病日から）ワルファリン（抗凝固薬），ピモベンダン（強心薬），バルサルタン（血圧降下薬），ランソプラゾール（消化性潰瘍治療薬）
- **心エコー図検査**：左房内血栓なし，重度の三尖弁閉鎖不全の所見あり

◆ **運動拡大期（第6病日）**
- 栄養サポートチーム（NST）が介入し，栄養アセスメント，身体計測や身体活動の状況の評価に基づく栄養管理を行っている．

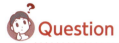
Question

Q1. 第2病日の採血結果からのアセスメントと行うべき評価は（表1A）？

Q2. 第4病日に離床を開始してよいか（表1B）？

Q3. 第6病日に積極的に起立や歩行の練習量を増加してよいか（表1C）？

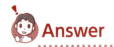

Q1. 第2病日の採血結果からのアセスメントと行うべき評価は（表1A）？

A1
- CRPがわずかに高値を示しているため，感染症を疑い**体温**，胸部X線や聴診による**呼吸状態**，**尿混濁**の有無を確認する．
- Hb，赤血球が低下しており貧血の所見があるため，活動性の出血の有無を確認する．また，低栄養状態が赤血球減少によるHb低下を招いている可能性もあるため，病前の食事摂取状況や入院後の栄養管理について評価する．
- D-ダイマーがわずかに高値を示しているため，脳梗塞の塞栓子による影響も考えられるが，DVTにともなう症状がないかを評価する．
- BNPが高値であるため，体重変化や下腿浮腫など**心不全兆候**を注意深く確認していく．

Q2. 第4病日に離床を開始してよいか（表1B）？

A2
- 第2病日に左房内血栓の存在が否定されており，脳梗塞の再発リスクが低いため離床が推奨される．
- 体重の増加（1～3日で1.8 kg以上の増加）がないかを確認する．体重増加がある場合，心不全の増悪が示唆されるため，リハのプログラムを進行させるべきではない．本症例の体重の推移は，心不全徴候の出現・増悪は否定的であると考えられる．
- 肺うっ血による呼吸困難や起坐呼吸などがある場合，薬物コントロールや心不全の治療経過に応じ，心不全症状が維持・改善傾向にあれば離床を検討する．
- CRPは上昇傾向にあるが，体温や呼吸状態が各施設の離床基準内であれば段階的に離床を進める．
- 当院の場合，**38.5度以下の熱発**であれば離床は制限されない．また，肺炎などのように，離床が炎症・熱発の原因に対して正の効果が期待できる場合は積極的に車いす乗車練習の導入を検討する．ただし，体温が38.5度以下であっても，炎症反応の急性増悪あるいは悪化傾向にある場合は離床の中止も検討する．

Q3. 第6病日に積極的に起立や歩行の練習量を増加してよいか（表1C）？

A3
- 炎症反応は改善傾向であり，貧血や栄養状態は横ばいであるため，誤嚥性肺炎など感染症の増悪や活動性の出血，栄養状態の悪化はないと判断できる．また，NSTによるサポートが開始され，リハプログラムにおける活動量や運動負荷量に応じた栄養管理の調整が期待できる．
- PT-INRはコントロールされており，D-ダイマーの急激な上昇もないため，DVTやPEの発症リスクは低いと考えられる．
- 血液所見では運動を制限・中止する要素はないが，**低栄養**および**心不全**の症状出現に留意して積極的な起立・歩行を進め，運動量を漸増する．

Case 6) くも膜下出血
くも膜下出血後の合併症と治療をどう読みとるか？

藤野雄次

症例

- **患者**：53歳，女性
- **診断名**：くも膜下出血（右中大脳動脈の動脈瘤破裂）
- **既往歴**：特記事項なし

◆ 表1　検査値

	A）初回介入時 第2病日	B）スパズム期 第7病日	C）スパズム期 終了時 第15病日
Na (mEq/L)	123	116	138
Cl (mEq/L)	92	84	99
BUN (mg/dL)	9.1	8.0	9.8
Cr (mg/dL)	0.52	0.36	0.64
CRP (mg/dL)	7.819	12.880	3.201
細胞数 (/μL)	−	402	68
髄液蛋白 (mg/dL)	−	138	60
髄液糖 (mg/dL)	−	33	46

◆ 現病歴

- 昼間から後頭部痛があり市販薬を内服して様子をみていたが，トイレで突然倒れたため救急搬送された．
- 頭部CTでくも膜下出血を認め，緊急で開頭ネッククリッピング術を施行された．

◆ 入院後経過

- 術後は鎮静下で経口挿管・人工呼吸器で管理され，第2病日に抜管，人工呼吸器を離脱し，リハが開始となった．

◆ 初回介入時（第2病日）
- **バイタルサイン**：血圧145/83 mmHg，心拍数105 bpm（整），SpO_2 99％（3Lマスク），体温37.2度
- **IN/OUTバランス**：＋1,380 mL
- **身体所見**：身長152 cm，体重52 kg
- **神経学的所見**：意識不鮮明（JCS 2），運動麻痺や感覚障害などの症状なし
- **検査値**：表1A
- **投薬内容**：塩化Na（電解質補正），塩化K（電解質補正），セファゾリン（抗菌薬），オザグレルNa（血管攣縮予防薬），ロピオン（鎮痛薬），ファチモジン（上部消化管出血の抑制薬）

◆ 第7病日
- **バイタルサイン**：血圧148/79 mmHg，心拍数117 bpm（整），SpO_2 98％（室内気），体温38.9度
- **神経学的所見**：意識傾眠（JCS 10），ほか変化なし
- **頭部MRI/MRA所見**：脳梗塞は認めないが，右中大脳動脈を中心に脳血管攣縮（スパズム）の所見あり
- **検査値**：表1B
- **投薬内容**：ピトレシン（抗利尿作用），セフトリアキソン（抗菌薬），エリル（血管攣縮・脳血流の改善）が追加

◆ 第15病日
- **バイタルサイン**：血圧133/78 mmHg，心拍数109 bpm（整），SpO_2 97％（室内気），体温37.7度
- **神経学的所見**：意識不鮮明（JCS 2），ほか変化なし
- **頭部MRI/MRA所見**：脳梗塞の新規病変なし．右中大脳動脈を中心とした脳血管攣縮は軽減
- **検査値**：表1C

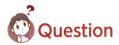
Question

Q1. 第2病日の検査所見からのアセスメントと行うべき評価は（表1A）？

Q2. 第7病日のリハの適応をどう判断するか（表1B）？

Q3. 第15病日以降の方針は（表1C）？

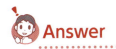 Answer

Q1. 第2病日の検査所見からのアセスメントと行うべき評価は（表1A）？

- Naが低値であるため，低ナトリウム血症にともなう症状，**IN/OUTバランス**や**脱水**の所見を確認する．本症例のNaからは倦怠感が生じうるが，120 mEq/L以下になると頭痛や傾眠などの症状がでてくる可能性がある．
- IN/OUTバランスは，不感蒸泄（15 mL×体重kg）も考慮する．本症例の不感蒸泄は推定780 mLであり，不感蒸泄を換算すると第2病日のIN/OUTバランスは実質＋600 mLとなる．
- 発症から14日目までが脳血管攣縮期となるため，質問に対する返答内容や反応の早さなどを含む**意識状態**，**運動機能**などを詳細に評価しておく．
- CRPの上昇は，手術侵襲による影響が考えられるものの，人工呼吸器を装着していた経緯もあるため胸部X線所見なども確認する．本症例では胸部X線での肺炎像や聴診による副雑音はなかったが，左肺下葉の呼吸音が減弱していたため，無気肺の出現に留意する．

Q2. 第7病日のリハの適応をどう判断するか（表1B）？

- 下記の全身状態や脳梗塞の発症リスクを考慮し，**関節可動域練習**を中心とした**ベッド上でのリハ**に留めることが望ましい．
  ▶ 意識レベル低下は低ナトリウム血症が原因であることが示唆される．
  ▶ MRI上，脳梗塞は認めていないが，脳血管攣縮による脳血流低下が懸念される．
  ▶ 髄膜炎に起因すると思われるCRPの上昇や発熱がある．

Q3. 第15病日以降の方針は（表1C）？

- 下記の所見から今後は**移動手段の獲得**，生活機能の再建にむけた**積極的な運動療法**，**ADL練習**を導入する．
  ▶ Naは基準範囲内になり，それにともない脱水所見（BUN/Cr比）も改善傾向である．
  ▶ CRPや脳脊髄液の検査所見は低下してきており，脳血管攣縮期も脱している．
- 約2週間の活動制限による廃用症候群，発熱による消耗状態があるため，**起立性低血圧**や運動時の**息切れ**，**動悸**などに留意する．

第3章 Case Study

Case 7) 特発性間質性肺炎
血液ガスからどのように判断していくか？

松嶋真哉

症例

- **患者**：72歳，男性
- **診断名**：特発性間質性肺炎
- **併存疾患**：高血圧，COPD

◆ 表1　検査値

	A) 安定期 外来受診時	B) 急性増悪時 (入院)第1病日	C) リハ開始時 第3病日
白血球 (/μL)	6,200	15,100	6,800
CRP (mg/dL)	0.18	18.86	9.81
KL-6 (U/mL)	1,401	2,010	1,896
LDH (IU/L)	288	472	323
SP-A (ng/mL)	—	115.2	
SP-D (ng/mL)	—	280.0	—
pH	7.401	7.229	7.380
$PaCO_2$ (mmHg)	47.7	82.0	50.4
PaO_2 (mmHg)	59.0	78.2	68.4
HCO_3^- (mEq/L)	29.0	33.0	30.3

血液ガスは動脈血にて測定．

◆ 現病歴

- 特発性間質性肺炎の診断にて呼吸器内科を定期受診し，在宅酸素療法の導入を検討していた（表1A）．ある日，発熱と呼吸困難の増悪を主訴に救急受診，急性増悪にて入院加療となった（表1B）．
- 数日のステロイド点滴治療にて状態は安定し，入院期の呼吸リハを開始した（表1C）．

◆ **安定期（外来時）**
- **検査値**：表1
- **内服薬**：テルミサルタン（ARB），コデインリン酸塩水和物（抑咳薬），サルメテロールキシナホ酸塩・フルチカゾンプロピオン酸エステル（気管支拡張薬と吸入ステロイド薬の合剤）
- **生活歴**：日常生活は自立しているが，安静時の乾性咳嗽と坂道や階段昇降にて呼吸困難を自覚し，身体活動性の低下を認めていた．
- **画像所見**：胸部X線にて両側下葉に網状影を認める．
- **呼吸機能検査**：%FVC 52％，1秒率68％，%DL_{CO} 48％

◆ **リハ開始時（入院第3病日）**
- **バイタルサイン**：SpO_2 94％（酸素投与2 L/分），安静時呼吸数28回/分，移乗や短距離の歩行など軽労作にて呼吸困難を訴えた．手指にばち指を認め，下肺野に捻髪音を聴取した．
- **今後の治療方針**：今回入院を機に，在宅酸素療法を導入する予定である．

Question

Q1. 動脈血液ガスの推移から読みとれる状態は何か？

Q2. リハ開始時の検査値から運動療法が可能な状態か（表1C）？

Q3. どんなときにリハを中止すべきか？ モニタリング方法は？

Q4. 運動療法中にSpO_2が低下する場合，どのような対応をすべきか？

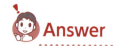

Answer

Q1. 動脈血液ガスから読みとれる状態は何か？

A1
- 安定期（表1A）の血液ガスはPaO₂ 60 mmHg未満であり，**呼吸不全**の定義に当てはまる（図1）．また，安定期PaCO₂が45 mmHgより高値のため，**Ⅱ型呼吸不全**の患者である．
- 安定期の血液ガスでは，PaCO₂が45 mmHgより高値であり呼吸性アシドーシスを認めるが，代謝性の代償（HCO₃⁻の上昇）が働き酸塩基平衡障害は認めていない．
- 急性増悪入院時（表1B）は，一過性にPaCO₂が増加し，呼吸性アシドーシスの状態にある．しかし，代謝性（HCO₃⁻）の代償が追いつかずpH 7.35未満と**アシデミア**を認めている．

Q2. リハ開始時の検査値から運動療法が可能な状態か（表1C）？

A2
- 血液ガスは，急性増悪入院時に認めた呼吸性アシドーシスに対して代謝性の代償機構が十分に働き，アシデミアの改善を認めている．
- その他の検査値では，肺胞上皮由来のバイオマーカーであるKL-6や間質性肺炎の活動性を反映するLDHが急性増悪入院時より低下している．また炎症反応を示す白血球やCRPも低下傾向を認めている．よって，**運動療法が可能な時期**である．
  - ただし，KL-6，LDHは安定期と比較して依然高値のため，**低酸素血症**などの症状が安定期より増悪している可能性が高く，労作時の呼吸困難やSpO₂低下に十分注意が必要である．

Q3. どんなときにリハを中止すべきか？ モニタリング方法は？

A3
- 本症例は労作における低酸素血症のリスクが高いため，パルスオキシメータによる**持続的SpO₂モニタリングが必須**である．運動療法中にSpO₂が90％以下になる場合は，運動療法を中止する必要がある[1]．

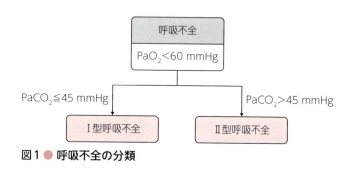

図1 ● 呼吸不全の分類

- Ⅱ型呼吸不全であるため，状態変化や過剰な酸素投与にてCO_2ナルコーシスを生じるリスクが高い症例である．CO_2ナルコーシスの前駆症状である**頭痛，発汗，顔面紅潮，血圧上昇，四肢の不随意運動**を認める場合や症状の増悪を認める場合は，直ちに運動療法を中止し担当医への報告を行う．

Q4. 運動療法中にSpO_2が低下する場合，どのような対応をすべきか？

A4
- 呼吸器疾患において運動療法中にSpO_2の低下を認めることは珍しくない．医師が処方している酸素投与量において，運動療法中にSpO_2が持続的に90％を下回る場合は，SpO_2を保つよう，運動負荷量を下げることや動作スピードをゆっくりにするなどの工夫が必要である．
- SpO_2の低下が著しい時期は，有酸素トレーニングより**筋力トレーニングを優先する**．また1度に行う運動時間を短縮させることや，インターバルトレーニングを導入するなどプログラムを変更する．
- リハの効果を最大限とするためにはある程度の運動負荷量が必要である．そのため，担当医と相談し運動療法中は一時的に酸素投与量を増加し，**低酸素血症のリスクを軽減させる**必要もある．ただし，本症例のようにCO_2ナルコーシスのリスクが高い症例に対して酸素投与量を増加する際には，その症状を注意深く観察する必要がある．

文 献
1)「呼吸リハビリテーションマニュアル―運動療法― 第2版」(日本呼吸ケア・リハビリテーション学会，他/編)，照林社，2012

第3章 Case Study

Case 8) 関節リウマチ
周術期をどのように管理するか？

加古誠人

症例

- **患者**：60歳代，女性
- **診断名**：関節リウマチ（RA）
- **既往歴**：潰瘍性大腸炎（30代発症，ステロイド長期投与），骨粗鬆症

◆ 表1 検査値

	A) 入院時 手術3日前	B) 術後 術後3日目	C) 外来時 術後2カ月後
CRP (mg/dL)	0.44	10.49	0.67
血沈 (mm/時)	17	―	41
MMP-3 (ng/mL)	151.8	―	100.8
白血球 (/μL)	8,400	7,600	4,500
Hb (g/dL)	13.6	11.3	13.1
血小板 (×10⁴/μL)	16.2	15.2	15.7
Alb (g/dL)	3.8	2.6	3.8
ALP (IU/L)	182	133	266

◆ 現病歴

- 50歳代で発症したRA患者で，生物学的製剤であるインフリキシマブと抗リウマチ薬であるメトトレキサートにて薬物療法で管理されていたが，1年前より左右足部痛が増悪し，外科手術の適応となった．外科手術に向けて，身体機能向上目的に外来リハが開始となった．

◆ 術前介入時

- **検査値**：表1A
- **身体所見**：身長158 cm，体重41 kg，BMI 16.4と痩せ型の体型である．
- **問診情報**：両足部痛のため長距離歩行が困難となっている．両足趾は外反母趾変形

を呈し，両手指・両膝関節でも関節変形，疼痛を呈しているが，足趾の疼痛（NRS7）が最も強いとの訴えであった．疾患活動性はDAS28-ESRにて3.83を呈し，中等度の疾患活動状態であった．

- 内服薬：インフリキシマブ（TNF-α阻害薬），メトトレキサート（抗リウマチ薬），プレドニゾロン（ステロイド），メサラジン（潰瘍性大腸炎治療薬），リセドロン酸ナトリウム・アルファカシドール（骨粗鬆症治療薬）

◆ 術直後介入時

- 術式：両足趾関節形成術
- 検査値：表1B
- 問診情報：術後3日目より術後介入開始となった．前足部免荷となっており，患部の疼痛はNRS4であった．前足部免荷装具使用し，歩行器歩行可能であった．
- 内服薬：プレドニゾロン，メトトレキサート，インフリキシマブは術前から投薬中止され，術後疼痛はセレコキシブにて管理を行った．

Question

Q1. 採血結果からのアセスメントと術前介入時のポイントは？

Q2. 外科術後の運動療法の進め方は？

Q3. 今後の方針は？

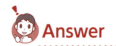

Q1. 採血結果からのアセスメントと術前介入時のポイントは？

- 術前のCRPや血沈の値より，慢性炎症の状態を確認する．また，四肢の関節の腫脹・疼痛を確認し，関節症状の有無を確認する．
  - ▶ 歩行時痛の程度・部位・日内変動を聴取する．
- 本症例の場合は，**中等度の疾患活動性**の状態であり，両足趾から足関節にかけて疼痛を有していた．
- RAと潰瘍性大腸炎に対するステロイド内服により骨粗鬆症を呈しているため，X線画像を確認し，骨脆弱性を確認する．
- BMI 16.4と痩せ型であるため，Albなどの採血データを用いて栄養状態や骨格筋量，筋力の評価を行い，全身の骨格筋の状態を把握する．
- 本症例の場合は，簡易的な筋力低下の評価に用いられる指輪っかテストにて隙間が生じており，**骨格筋量の減少**が疑われた．
- 疾患活動性が中等度であり，炎症症状も残存していることより，外来介入時は**低負荷の運動強度が妥当**と考えられる．また，足趾関節以外の手指・手関節などの関節においても変形を有しているため，**関節保護の生活指導**も行う必要があると考えられる．

Q2. 外科術後の運動療法の進め方は？

- 外科術後の運動療法は，**関節可動域練習**や**筋力強化**を愛護的かつ低負荷で行い，日中の身体活動量は翌日に痛みが生じない範囲で漸増的に負荷を高める．
- 術式を確認し，禁忌となる動作を確認する．
- 術後の炎症状態を確認するために，**CRP，白血球**を確認する．また，術創部の感染や創部出血の有無を確認するために，術創部の確認を行う．
- 長期罹患RA患者は，抗リウマチ薬，生物学的製剤の長期服用にともない，CRPや白血球の上昇が少ないことがあるため，創部の状態と合わせて，術後の炎症症状を把握する．
- 術前に，易感染性の副作用を有するプレドニゾロン，メトトレキサート，インフリキシマブは中止されており，リウマチ症状が再燃している可能性があるため，**患部以外の関節症状や朝のこわばり**など臨床症状を確認する．
  - ▶ 本症例の場合，術後10日頃より，手指や頸部の痛みや手指の腫脹が認められるようになり，術創部以外のRA症状が生じ，一過性のRA症状の再燃が認められたため，痛みの増悪しない範囲の運動となるよう運動負荷量に注意して実施した．

Q3. 今後の方針は？

- RAに対する薬物療法再開後，CRP・血沈などの値を確認し，疾患活動性の程度を把握する．DAS-28などを用いて疾患活動性を評価し，寛解が得られていれば高負荷の運動を実施し，中等度以上であれば低負荷の運動を実施する．
- 関節機能の予後を示すとされるMMP-3を確認し，高値の場合は関節保護の生活指導を行うことが重要となる．
- 本症例では術後2ヵ月においてMMP-3は，100.8 g/dLと女性の基準値より高値であるが，関節症状を有さないため，積極的な関節保護の生活の徹底は不要と考えられる．

文 献
1）「膠原病・リウマチ・アレルギー研修ノート」（上坂　等/編），診断と治療社，2016

第3章 Case Study

Case 9) 脳梗塞の在宅リハ
生活期で地域に在住している場合のリハをどう進めるか？

松田雅弘

症例

- **患者**：70歳代，男性
- **診断名**：脳梗塞，右片麻痺
- **既往歴**：脳梗塞，喉頭癌，敗血症
- **併存疾患**：高血圧，糖尿病，尿路感染症，便秘

◆ 表1　検査値

	A) 退院時 初回訪問2日前	B) 定期検診時 退院3ヵ月後	C) 定期検診時 退院6カ月後
CRP (mg/dL)	0.15	2.18	0.21
Hb (g/dL)	9.0	8.0	8.6
赤血球 ($\times 10^4/\mu L$)	445	430	450
白血球 (/uL)	6,000	10,000	6,500
Na (mEq/L)	140	120	135
K (mEq/L)	3.8	4.0	3.8
血清鉄 ($\mu g/dL$)	50	60	50
Alb (g/dL)	3.0	2.9	3.5
BNP (pg/mL)	40	35	35
血糖 (mg/dL)	124	180	150
BUN (mg/dL)	18	20	18
Cr (mg/dL)	0.9	1.1	1.0
eGFR (mL/min/1.73 m^2)	97.2	82.1	93.7

◆ 現病歴

- 5年前に脳梗塞（右片麻痺）で入院・リハを実施後，在宅で生活しており屋外歩行自立レベル．その後，咽頭癌や尿路感染症などで入退院を繰り返し，現在屋内車い

すレベル．
- **最後の入院前生活**：ADL は自立．地域の公園を散歩，車の運転も行っていた．

◆ **退院時（初回訪問2日前）**
- **バイタルサイン**：血圧 138/90 mmHg，心拍数 100 bpm（不整），SpO_2 98％
- **身体所見**：身長 176 cm，体重 69.0 kg，BMI 22.3，左肩疼痛
- **神経学的所見**：意識清明，中等度の右片麻痺，軽度感覚障害
- **神経心理学的所見**：認知的問題なし（MMSE 28点）
- **食事，排泄**：膀胱留置カテーテル
- **検査値**：表1A
- **投薬内容**：インスリン・インスリンアナログ製剤（糖尿病治療薬），アムロジピンベシル・オルメサルタン（高血圧治療薬），ベタヒスチンメシル（めまい・平衡障害治療薬），ジフェニドール（循環改善薬），酸化Mg・オメプラゾールNa（制酸薬），ルビプロストン（抗便秘薬）

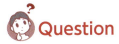

Question

Q1. 訪問初日に評価で気をつけるポイントは（表1A）？

Q2. 訪問初日に運動療法を始めるにあたり注意することは（表1A）？

Q3. 定期検診での血液検査の数値の変化と訪問リハの注意点は（表1B，C）？

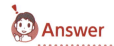

Q1. 訪問初日に評価で気をつけるポイントは（表1A）？

- 既往歴に敗血症があり，かつ尿路感染症も併存しているのでCRPと白血球の数値を確認する．数値に異常があっても訪問ではその場で検査値を測定することができないので，**体温，心拍数**（異常値：90回/分以上），**呼吸数**（異常値：20回/分以上）を確認する．これらの数値に異常があった場合は医師に相談する．
- 糖尿病，高血圧もあるので，**血圧・服薬状況・食事の時間**を確認する．
- Hb量や血清鉄が少ないため，食事量の確認を行い**貧血による転倒**に注意する．また，Alb量も少ないため**低栄養**の可能性がある．
- BNPは基準値より高いため，腎臓または心不全の徴候に注意し，**体重変化**や**下腿浮腫**などを確認する．

Q2. 訪問初日に運動療法を始めるにあたり注意することは（表1A）？

- 血液検査を定期的に行えないため，通常の訪問時のバイタルサインに注意する．また，食事・服薬・飲水の状況を確認し，定期的に体重の計測を行う．
- 高血圧と糖尿病があり，**再梗塞のリスクが高い**ので運動中・運動後にもバイタルサインの確認を行う．
- Hbの値から貧血の所見があるため，**急な転倒**に注意する．
- 心拍数が通常でも高く不整脈も確認できるので，息を止めた運動や過度に負担のかかる運動は控える．
- 依存疾患の状態が悪化していないか把握するため，急激な心拍数や血圧変化，尿量（色），食事量と便の回数などは訪問看護師とともに確認しておく．

Q3. 定期検診での血液検査の数値の変化と訪問リハの注意点は（表1B，C）？

- 栄養状態が悪化している．Alb低値だけではなく，低ナトリウム血症，Hb低下からも食事の介入が必要と考えられる．
- 服薬と食事のコントロールができているか確認する．この症例では，血糖値の上昇から服薬・食事のコントロールができていないと考えられる．また，**表1B**のCRP急上昇の所見から尿路感染症の疑いがあったため入院となった．
  - ▶ カテーテルが留置されているため，**尿路感染症の予防**を徹底し，屋内での安全な移動方法や運動を推奨する．
- 訪問時に訪問看護師と確認する事項（服薬・食事・排泄・バイタル）を決めておく．
  - ▶ 廃用症候群の危険性も高いため，家族・看護師と協力のもとに活動性の向上を視野に入れて介入する．

- ▶ 患者は各疾患の診察に定期的に通っているため，その診療情報を入手し定期的にカンファレンスを開催する．
- 採血所見では運動を制限・中止する要素はないが，**低栄養**および**心不全**の症状出現に留意して運動量を漸増する．
  - ▶ 活動性をあげるタイミングは定期検診での血液検査の値と，通常の訪問時のバイタルサインの変化を確認して決める．必要であれば医師に確認する．
- この症例では脳梗塞から長期間経過しているが，敗血症による入院期間が長く身体機能の低下や排泄の問題による移動量の低下がみられたため，主病変だけでなく周辺症状の状態にも注意をする．

第3章 Case Study

Case 10) 栄養状態が悪い
栄養状態をどのように評価するか？

田屋雅信

症例

- 患者：83歳，男性
- 診断名：肺炎，慢性閉塞性肺疾患（COPD）

◆ 表1　検査値

	A）入院時 第1病日	B）リハ開始時 第10病日
Alb (g/dL)	2.7	3.0
CRP (mg/dL)	22.6	4.6
TC (mg/dL)	163	160
白血球 (/μL)	11,500	6,200
好中球 (/μL)	9,936	4,693
リンパ球 (/μL)	529	667
BUN (mg/dL)	18.8	15.7
Cr (mg/dL)	1.58	1.24
eGFR (mL/min/1.73 m^2)	35.5	46.5

◆ 現病歴

- COPDに対し外来加療されていたが，肺炎の発症により急性増悪を認め入院となった．
- 抗菌薬投与により炎症反応が改善し，全身状態の改善とともにリハを開始した．

◆ リハ開始時

- バイタルサイン：血圧125/62 mmHg，心拍数102 bpm，SpO$_2$ 96 %（酸素1 L/分）
- 身体所見：身長175 cm，体重60.8 kg，BMI 19.8，
　　　　　　理想体重比（% IBW）＝60.8÷67.3＝0.9
- 問診：意識レベル清明，食欲低下あり（1,600 kcal，塩分6 gの食事を4割摂取）

- **併存疾患**：高血圧，慢性腎臓病
- **薬物治療**：チオトロピウム臭化物吸入（気管支拡張），サロメテロール（気管支拡張），エナラプリルマレイン酸塩（ACE阻害薬）

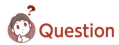
Question

リハ開始時について，

Q1. 栄養関連指標はどうなっているか？

Q2. どのような身体機能を評価するか？

Q3. 消費エネルギーはどうなっているか？介入方針は？

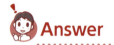

Q1. 栄養関連指標はどうなっているか？

- 各種栄養スコアで評価を行っていく（施設により使用するスケールは異なる）．感染の影響もあるが，Albが低値である．また，BMI低値のため**栄養療法の併用が必要**と考えられる．
- 栄養関連指標としてAlbと体重で評価できるのは**GNRI**である．GNRIは予後予測因子の1つとされている．
  ▶ GNRI ＝ 14.89×血清Alb ＋ 41.7×%IBW（実測体重/IBW）
  本症例の場合：14.89×3.0 ＋ 41.7×0.9 ＝ 82.2
   ※ IBWとはBMI 22となる体重であり，%IBWは実測体重（DW）をIBWで割ったものである．
  ▶ DW＞IBWの場合はDW/IBW＝1として計算する
  ［GNRIのスコア］
    82＞：重度栄養リスク
    82～91：中等度栄養リスク
    92～98：軽度栄養リスク
    98＜：リスクなし
  ▶ 本症例は中等度栄養リスクであるため，筋萎縮やADL低下の進行が示唆される．
- **CONUTスコア**（表2）は，タンパク代謝，脂質代謝，免疫機能を反映しており，Alb，TC，リンパ球から算出できる．本症例ではCONUT 6点で中等度栄養不良レベルである．

Q2. どのような身体機能を評価するか？

- MMT4～5であればハンドヘルドダイナモメーターや握力計を使用して四肢筋力を測定する．
- 上腕周囲長（AC：利き腕でない側で肩峰から肘頭までの中央で測定），下腿周囲長

◆ 表2　CONUTスコアの算出方法

①Alb (g/dL)	②TC (mg/dL)	③リンパ球 (/μL)	CONUTスコア (①＋②＋③)
2.50未満：6点 2.50～2.99：4点 3.00～3.49：2点 3.50以上：0点	100未満：3点 100～139：2点 140～179：1点 180以上：0点	800未満：3点 800～1,199：2点 1,200～1,599：1点 1,600以上：0点	正常：0～1点 軽度：2～4点 中等度：5～8点 高度：8点以上

(CC：麻痺や拘縮のない側の最大値）を測定する．
- ▶ AC 21 cm 未満，CC 31 cm 未満で**栄養アセスメント**が必要であるといわれている．
- 筋量は回復期において**体組成計**で測定することが望ましい．リハ開始時のスクリーニングではACと上腕三頭筋皮下脂肪厚によって上腕筋量を推定でき，低値の場合は栄養状態を評価する．

Q3. 消費エネルギーはどうなっているか？介入方針は？

- 1日の全エネルギー消費量（TEE）は，基礎エネルギー消費量（BEE：1日活動しなくても消費されるエネルギー）から概算できる（**第2章1-4**参照）．
  - ▶ 全エネルギー消費量（TEE, kcal）＝BEE×活動係数（**表3**）×ストレス係数（**表4**）
    本症例の場合：$1,283 \times 1.2 \times 1.1 = 1,693.56 ≒ 1,694$ kcal
- 摂取している食事量は4割程度（600〜700 kcal）であり，輸液で対応していてもエネルギー消費が亢進している状況である．また，COPD患者が1日に必要なエネルギーは安静時エネルギー消費量の**約1.5倍**と考えられている．
  - ▶ 糖質は二酸化炭素が多く発生するので二酸化炭素の産生を抑制する**脂質主体の栄養補助**が必要である．
  - ▶ また，筋肉で利用される必須アミノ酸の補助も重要で，**分岐鎖アミノ酸**（BCAA）を含有した補助食品を摂取させることが推奨されている[1]．栄養補助について医師，栄養士と相談しながらリハ介入を行う．
- 栄養補助を検討したうえで，ADLや歩行練習だけでなく，蛋白合成を促進し筋萎縮を抑制する**レジスタンストレーニングを低強度から併用**する．

文献
1）「呼吸リハビリテーションマニュアル―患者教育の考え方と実践― 第2版」（日本呼吸ケア・リハビリテーション学会，他/編），照林社，2012

◆ 表3 活動係数

活動	係数
寝たきり	1.0〜1.1
ベッドサイドリハ	1.2
リハ室でのリハ	1.3〜1.5
軽労働	1.5

◆ 表4 ストレス係数

ストレス	係数
術後3日間	1.1〜1.8（侵襲により幅あり）
骨折	1.1〜1.3
褥瘡	1.1〜1.6
感染症	1.1〜1.5
発熱	1℃上昇ごとに0.13追加

回復期,在宅でどのように活用していくのか?

松田雅弘

　検査値は急性期医療でよく活用されるが,回復期や在宅ように状態が安定している時期には必要ないのだろうか.確かに常に血液検査を実施するわけではないので,検査値をみる機会は減る.しかし,検査値は患者の状態変化を適切に発見（フィジカルアセスメント）したり,運動療法のリスク管理するうえでは重要となる.

　訪問診療をしていても,退院時または主治医の処方により適宜血液検査は実施されており,情報提供書に挟まっている.その検査データや服薬状況をリハの前に確認しているだろうか.病院と異なり,常に医師がいる環境でないなか,リハでは運動という負荷（ストレス）を要求するため,検査値の見かた,適切な運動処方が必須となる.また,高齢者ほど心不全,代謝性疾患（糖尿病など）を合併している症例も多く,運動強度の設定には注意を要することが多い.

　運動療法の基準に関して,一般的にはアンダーソン・土肥の基準が用いられるが,心疾患や呼吸器疾患,糖尿病の場合は基準が異なることも多いので注意を要する（**第2章**参照）.回復期病院,訪問時に注意するべきリハ中のリスクと訪問時の検査値の確認と運動療法のポイントを示す（**表1**,**図1**）.

表1　リハ中のリスク

- 転倒,転落
- 脳血管障害:運動麻痺の悪化,意識レベルの低下,言語が不鮮明
- 循環器障害:循環動態の悪化（血圧・SpO_2）,不整脈（心室頻拍,心室細動）,心停止,心不全増悪,心筋梗塞,動脈瘤の破裂,肺塞栓
- 呼吸器障害:呼吸不全（脈拍）,チアノーゼ,呼吸停止
- 低血糖症状:発汗,震え,動悸,眠気など
- 起立性低血圧:めまい

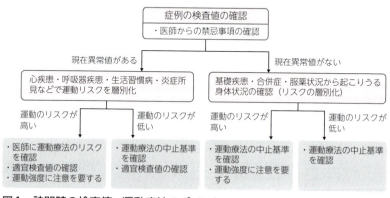

図1　訪問時の検査値・運動療法のポイント

運動療法前には起こりうるリスクを層別化し,運動療法中のモニタリングを実施・評価する.必要であれば医師・看護師に連絡を取れるようにする.

索引

数字

- I型呼吸不全 …… 97
- 1型糖尿病 …… 92
- II型呼吸不全 …… 99
- 75 gOGTT …… 209
- 75 g経口ブドウ糖負荷試験 …… 67, 209

欧文

A・B

- ACE …… 217
- Alb …… 35, 234, 244, 254, 258, 262, 264
- ALD …… 166
- ALP …… 54, 56, 87, 114, 141, 171, 254
- ALS …… 43, 151
- ALT …… 39, 43, 49, 53, 230, 237
- APTT …… 38, 244
- ARB …… 217
- ARDS …… 204
- AST …… 39, 43, 49, 53, 230, 237
- AT …… 219
- BAP …… 114
- BE …… 197
- BG …… 237
- BIA法 …… 127
- Bil …… 56
- BNP …… 47, 84, 146, 166, 182, 188, 234, 237, 244, 258
- BUN …… 37, 43, 230, 237, 247, 262
- BUN/Cr比 …… 138

C

- Ca …… 114
- CABG …… 184, 198
- CGA分類 …… 216
- CGM …… 213
- CHE …… 126
- CK …… 43, 49, 53, 59, 87, 201, 230, 237
- CK-BB …… 60
- CKD …… 215
- CKDの重症度分類 …… 216
- CK-MB …… 49, 53, 201, 237
- Cl …… 247
- cMS …… 157
- CO_2 ナルコーシス …… 99, 180, 253
- CONUTスコア …… 264
- COPD …… 262
- CP …… 162
- CPF …… 151
- CPX …… 187, 219
- Cr …… 37, 41, 46, 230, 234, 237, 247, 262
- CRP …… 35, 230, 244, 247, 250, 254, 258, 262
- CVD …… 216
- Cys-C …… 215

D〜F

- DAS28 …… 109
- DAS28-CRP …… 110
- DAS28-ESR …… 110, 255
- DIC …… 27, 32
- Duchenne型筋ジストロフィー …… 167
- DVT …… 115, 122, 133, 246
- DXA法 …… 127
- D-ダイマー …… 114, 121, 244
- eGFR …… 43, 45, 91, 230, 234, 237, 240, 262
- ESA …… 217
- ESKD …… 216
- FDP検査 …… 38
- Friedwaldの式 …… 70
- FT_3 …… 51
- FT_4 …… 51

G〜I

- γGTP …… 53, 56, 237
- GNRI …… 264
- HAQ …… 112
- Harris-Benedictの式 …… 128
- Hb …… 22, 28, 36, 230, 234, 244, 254, 258
- HbA1c …… 65, 89, 237, 240
- HDL-C …… 71, 234, 237, 240
- H-FABP …… 182, 184
- Homans sign …… 117
- Ht …… 215
- ICG …… 58
- ICU-AW …… 206
- IL-6 …… 221
- IN/OUTバランス …… 139, 231, 232

K〜M

- K …… 230, 234, 258
- Killip分類 …… 184
- KL-6 …… 109, 177, 250, 252
- Lac …… 197
- LAP …… 54
- LDH …… 177, 250
- LDL-C …… 69, 234, 237, 240
- L-FABP …… 215
- Mb …… 166, 182
- MMP-3 …… 108, 109, 254
- MNA®-SF …… 129
- MS …… 156

N・O

- Na …… 230, 234, 247, 258
- Na表示 …… 94
- NICU …… 172
- NMO …… 156
- NSAIDs …… 123
- NT-proBNP …… 171
- NTX …… 115
- OA …… 121

on-off 現象 146		横紋筋融解症 60
over work 168	**和　文**	オピオイド鎮痛薬 122
P・R	**あ・い**	**か**
P 114	悪性胸水 226	咳嗽力 152
PaCO$_2$ 99	アシデミア 252	外反母趾変形 254
PaO$_2$ 96	アシドーシス	回復期 266
PaO$_2$/FiO$_2$ 比 204, 205	.... 79, 231, 232, 252	潰瘍性大腸炎 254
PCI 184	アセトン臭 90	化学療法 223
PCT 204	圧痛関節数 109	拡張型心筋症 234
PD 146	アテローム血栓性脳梗塞 132	拡張不全 190
PE 115, 122, 133	アルカリフォスファターゼ	角膜輪 70
P/F 比 347	.... 114, 141, 171	家族性 ALS 151
pH 101	アルコール中毒様 77	化膿性関節炎 122
P-SEP 204	アルドラーゼ 166	過用性 168
PT 38	アンジオテンシンⅡ受容体	過用性筋力低下 153
PT-INR 201, 244	拮抗薬 217	がん 104, 221
PVC 238	アンジオテンシン変換酵素	がん悪液質 223
RA 108, 122	阻害薬 217	簡易栄養状態評価法 129
S・T	アンダーソン・土肥の基準	肝炎 51, 55
SGA 129	 266	がん関連疲労 225
SGLT2 阻害薬 89	異化状態 129	換気障害 142
SP-A 177, 250	異所性骨化 142	肝機能障害 50, 124
SP-D 177, 250	逸脱酵素 53	眼瞼黄色腫 70
SpO$_2$ 97	遺伝子検査 106	眼瞼結膜 25
SSI 122	飲酒 72	肝硬変 42, 50, 55
State 175	飲水指示 46	肝細胞障害 49
T2T 110	インスリン 63, 211	がんサバイバー 222
TC 69, 87, 234, 237, 240, 262	インプラント 122	間質性肺炎 111, 177
Tf 126	インプラント感染 122	患者全般評価 109
TG 73, 234, 237, 240	**う・え・お**	乾性咳嗽 251
TNF-α 221	右心不全 57, 189	間接型ビリルビン 56
TnI 182, 189	うっ血性心不全 55	関節破壊 109
TnT 182, 189	運動後急性腎不全 47	関節リウマチ 108, 254
Treat to Target 110	運動失調 157	感染 22
TSH 51	運動麻痺 142	完全運動麻痺 144
TTR 126	栄養障害 43	眼底出血 67
U・W	エリスロポエチン 24, 25	冠動脈バイパス術
UA 76, 234	塩基過剰 197	.... 184, 198, 201, 230
Uhthoff 現象 157	嚥下機能 35, 153	がん特異マーカー 104
wearing-off 現象 146	嚥下障害 151	がんのステージ分類 222
	炎症 35	肝不全 39, 77
	黄疸 49, 54, 57, 163	がんリハ 227
	横紋筋融解 186	

INDEX

冠攣縮性狭心症 ······ 240

き・く

喫煙 ······ 72
急性ウイルス性肝炎 ······ 55
急性心筋梗塞 ······ 55, 237
急性心不全 ······ 42, 47
急性増悪 ······ 250
凝固系 ······ 30
胸骨保護 ······ 202
狭心症 ······ 230
強心薬 ······ 191
虚血性心疾患症状 ······ 49
起立性低血圧 ······ 147, 249
起立練習 ······ 134
筋萎縮 ······ 151
筋萎縮性側索硬化症 ······ 43, 151
筋ジストロフィー ······ 43
筋肉量減少 ······ 43
空腹時血糖 ······ 67, 209, 240
くも膜下出血 ······ 137, 247
クリニカルリーズニング ······ 5
くる病 ······ 172, 174
クレアチンキナーゼ ······ 59

け

経皮的冠動脈形成術 ······ 184
血液腫瘍 ······ 27
結核 ······ 111
血小板 ······ 22, 25, 254
血清Ⅰ型コラーゲン架橋N-テロペプチド ······ 115
血清シスタチンC ······ 215
血清中筋原性酵素 ······ 43
血清鉄 ······ 258
血栓形成 ······ 27, 30
血糖 ······ 62, 258
血糖コントロール ······ 241, 242
ケトアシドーシス ······ 79
ケトン体 ······ 209
嫌気性代謝閾値 ······ 219
原尿 ······ 45

こ

抗アクアポリン4抗体 ······ 156
構音障害 ······ 151
口渇感 ······ 79
高カリウム血症 ······ 42, 219
高血圧 ······ 42, 258
高血糖 ······ 212, 241, 242
高血糖高浸透圧症候群 ······ 63
膠原病 ······ 27
拘縮 ······ 142
甲状腺炎 ······ 85
甲状腺機能亢進症 ······ 175
甲状腺機能障害 ······ 86
甲状腺機能低下症 ······ 42, 87
甲状腺クリーゼ ······ 85
甲状腺中毒症 ······ 87
甲状腺ホルモン ······ 86
酵素 ······ 59
高窒素血症 ······ 215
好中球 ······ 20, 262
抗てんかん薬 ······ 163
高度肥満症 ······ 240
高ナトリウム血症 ······ 94
高尿酸血症 ······ 76
誤嚥性肺炎 ······ 152
呼吸機能障害 ······ 151
呼吸機能低下 ······ 153
呼吸筋麻痺 ······ 142
呼吸苦 ······ 118
呼吸障害 ······ 142, 153
呼吸不全 ······ 252
呼吸リハ ······ 139, 154, 164
極低出生体重児 ······ 171
骨格筋 ······ 46
骨型アルカリフォスファターゼ ······ 114
骨吸収マーカー ······ 116
骨形成マーカー ······ 116
骨髄浸潤 ······ 27
骨粗鬆症 ······ 115, 254
骨代謝マーカー ······ 116
骨転移 ······ 225

コリンエステラーゼ ······ 126
コンパートメント症候群 ······ 60, 201, 202

さ

在宅 ······ 258, 266
在宅酸素療法 ······ 250
再発モニタリング ······ 104
左室リモデリング ······ 239
左心不全 ······ 189
左房内血栓 ······ 245
サルコペニア ······ 126
酸塩基平衡障害 ······ 252
酸素解離曲線 ······ 97

し

シアル化糖鎖抗原 ······ 109, 177
糸球体 ······ 45
自己免疫疾患 ······ 109
四肢周径 ······ 46
脂質管理目標値 ······ 241, 242
四肢の冷感 ······ 47
四肢麻痺 ······ 162
視神経脊髄炎 ······ 156
姿勢障害 ······ 149
持続血糖測定 ······ 213
持続性蛋白尿 ······ 92
疾患活動性 ······ 109
歯肉出血 ······ 38
紫斑 ······ 38
収縮不全 ······ 190
修正在胎週数 ······ 171
主観的包括的評価 ······ 129
手指振戦 ······ 85
手術後の炎症反応 ······ 231, 232
腫脹 ······ 109
腫脹関節数 ······ 109
出血症状 ······ 38
術後心不全 ······ 231, 232
腫瘍壊死因子-α ······ 221
腫瘍随伴症候群 ······ 223
腫瘍マーカー ······ 104
循環血液量 ······ 46

消化管出血 ……………… 133	髄液オリゴクローナル IgG	多発性硬化症 …………… 156
消化器症状 ………………… 35	バンド …………………… 156	多用式鎮痛法 …………… 122
静脈血栓 …………………… 32	髄液蛋白 ………………… 247	胆囊造影剤 ………………… 58
上腕骨近位端骨折 ……… 115	髄液糖 …………………… 247	チアノーゼ ………………… 25
食塩摂取量 ………………… 93	随時血糖 …………… 209, 240	知覚麻痺 ………………… 142
食塩相当量 ………………… 94	水素イオン指数 ………… 101	致死性不整脈 … 190, 231, 232
褥瘡 …………………… 35, 142	推定食塩摂取量 …………… 93	腸管浮腫 ………………… 57
褥瘡リスク ………………… 34	髄膜炎 …………………… 137	直接型ビリルビン ………… 56
食道静脈瘤 ………………… 51	ステロイドパルス療法 … 157	治療効果判定 …………… 104
ショック肝 ………………… 50	スパイロメトリー ……… 150	
自律神経障害 …………… 142	スルホニル尿素薬 …… 64, 211	**つ・て**
視力障害 ………………… 157		椎体骨折 ………………… 115
腎機能障害 ……………… 124	**せ・そ**	通常型多発性硬化症 …… 157
腎機能の悪化 ……… 231, 232	生活期 …………………… 258	痛風 ………………………… 76
心筋壊死量 ………………… 61	生活習慣病 ……………… 183	低栄養 …………………… 261
心筋梗塞 …………………… 61	生体インピーダンス法 … 127	低灌流所見 ………………… 81
心筋焼灼術 ……………… 234	脊髄性筋萎縮症 ………… 151	低血糖 ……………… 64, 212
心筋トロポニン I …… 182, 189	脊髄損傷 ………………… 141	低酸素血症 …… 24, 84, 252
心筋トロポニン T	赤血球 ……………… 244, 258	低心拍出症候群 ……… 79, 81
…………………… 61, 182, 189	赤血球造血刺激因子製剤	低蛋白食 …………………… 43
神経原性肺水腫 ………… 137	…………………………… 217	低窒素血症 ……………… 215
神経毒性症状 …………… 39, 77	赤血球沈降速度（血沈）	低ナトリウム血症
心血管疾患 …………… 54, 216	……………… 108, 114, 141, 254	………………… 42, 94, 137
心原性脳塞栓症 …… 132, 244	線維束性攣縮 …………… 151	鉄欠乏 ……………………… 27
進行性肺破壊 …………… 109	全身浮腫 …………………… 57	鉄欠乏性貧血 …………… 129
腎後性 ……………………… 44	線溶系 ……………………… 30	点状出血 …………………… 38
腎性 ………………………… 44	臓器障害 …………………… 29	転倒 ……………………… 149
腎前性 ……………………… 44	装具療法 …………… 134, 161	
心臓型脂肪酸結合蛋白 … 182	増殖性網膜症 ……………… 67	**と**
心臓弁置換・形成術 …… 198	総ビリルビン ………… 39, 56	橈骨遠位端骨折 ………… 115
心臓由来脂肪酸結合蛋白 … 184	側彎症 …………………… 164	糖尿病 …………………… 258
身体機能評価 …………… 154	組織特異マーカー ……… 104	糖尿病型 ………………… 210
身体骨格筋量 …………… 127		糖尿病合併症 ……………… 66
心肺運動負荷試験 … 187, 219	**た・ち**	糖尿病ケトアシドーシス … 63
心破裂 …………………… 239	代謝性アシドーシス ……… 48	頭部浮遊感 ……………… 124
深部静脈血栓症 …… 115, 122	代謝性アルカローシス …… 48	動脈血酸素分圧 …………… 96
心不全 ……… 46, 47, 84, 244, 261	大腿骨頸部・転子部骨折	動脈血二酸化炭素分圧 …… 99
腎不全 ………………… 46, 79	…………………………… 115	動揺性歩行 ……………… 167
心不全兆候 ……………… 201	大動脈解離術後 ………… 201	特発性間質性肺炎 … 177, 250
心房細動 …………… 85, 244	大動脈瘤手術 …………… 198	特発性肺線維症 ………… 177
	多価不飽和脂肪酸 ………… 72	トランスアミナーゼ ……… 49
す	脱臼肢位 ………………… 118	トランスサイレチン …… 126
髄液 IgG インデックス …… 156	脱水症状 …………………… 38	トランスフェリン ……… 126
	多尿 ………………………… 46	努力性肺活量 …………… 153

INDEX

トルソー症候群	225
トルバプタン	94
トレンデレンブルグ歩行	167
トロポニン	184
トロポニンI	237
トロポニンT	49, 53

に

二次障害	162
二重エネルギー線吸収法	127
乳酸	197
乳酸脱水素酵素	177
ニューモシスチス肺炎	111
ニューロパチー	151
尿Alb	91
尿異常	216
尿ケトン体	90, 240
尿検査	43
尿酸	76
尿酸結石	78
尿蛋白	91, 240
尿中L型脂肪酸結合蛋白	215
尿糖	88, 240
尿崩症	43
尿路感染	143, 258

ね・の

ネフローゼ症候群	42, 46
捻髪音	251
脳血管攣縮	137, 248
脳梗塞	258
脳出血	132
脳性ナトリウム利尿ペプチド	146, 166, 182, 188
脳性麻痺	162
脳脊髄液	136
脳槽灌流療法	137, 140

は

パーキンソン病	146
肺活量	153
敗血症	204, 258
肺サーファクタントプロテインA	177
肺サーファクタントプロテインD	177
肺塞栓症	115, 122, 133
廃用症候群	260
廃用性萎縮	127
橋本病	85
播種性血管内凝固症候群	28
バセドウ病	85
ばち指	251
白血球	25, 28, 230, 250, 254, 258, 262
発症前診断	106

ひ・ふ

非オピオイド鎮痛薬	122
腓骨神経麻痺	122
膝OA	122
膝関節外傷	122
非侵襲的陽圧換気	169
ビタミンK欠乏症	30
病的蛋白尿	215
ビリルビン	56
貧血	25, 57, 231, 232, 246
頻拍	201
頻脈	201
頻脈性不整脈	190
腹臥位療法	207
腹水	49, 54, 57
浮腫	42, 47
不整脈	44
ブドウ糖	64
プレセプシン	204
プロカルシトニン	204

へ・ほ

平均血糖値	68
ヘマトクリット	215
変形性関節症	121
変形性股関節症	122
変形性手関節症	122
変形性膝関節症	122

弁置換術	201
膀胱直腸障害	142, 157
乏尿	42
補食	67
哺乳	174, 176

ま行

末期腎不全	48, 216
マトリックスメタロプロテアーゼ-3	108
慢性感染症	27
慢性甲状腺炎	85
慢性腎臓病	215
慢性心不全	47, 234
慢性肺疾患	173, 175
慢性閉塞性肺疾患	262
ミオグロビン	166, 182
右片麻痺	258
未熟児貧血	172
未熟児無呼吸発作	173, 174
未熟児網膜症	173
メタボリックシンドローム	46

や行

薬剤性肝障害・腎障害	122
有酸素運動	213
有痛性筋痙攣	50
指輪っかテスト	256
陽圧式人工呼吸	169

ら行

ラクナ梗塞	132
リウマチ性疾患	83
離床	231, 232
良肢位	175
両足趾関節形成術	255
リンパ球	20, 36, 262
レジスタンストレーニング	194, 213
レニン・アンジオテンシン系阻害薬	217
レボドパ	147
労作時呼吸困難	111

profile

田屋雅信   Masanobu Taya

東京大学医学部附属病院リハビリテーション部，循環器内科（心臓リハビリテーション部門）
資格：認定理学療法士（循環），心臓リハビリテーション上級指導士，3学会合同呼吸療法認定士
2005年 東京都立保健科学大学保健科学部理学療法学科卒業，2010年 群馬大学修了［修士（保健学）］，2005年 群馬県立心臓血管センター，2014年より現職
臨床目標：テーラーメイド型心臓リハビリテーションの確立，研究目標：心不全患者の呼吸筋について
メッセージ
検査値を温度板（バイタルサイン）と同じように定期的に確認する習慣をつけてください．検査値からクリニカルリーズニングをすることで目の前の患者さんの病態をとらえることができたら日々の臨床がもっと楽しくなると思います．

松田雅弘   Tadamitsu Matsuda

城西国際大学福祉総合学部理学療法学科 准教授
資格：専門理学療法士（基礎・神経・生活環境支援）
2004年 東京都立保健科学大学保健科学部理学療法学科卒業，2006年 東京都立保健科学大学院［修士（理学療法学）］，2009年 首都大学東京大学院［博士（理学療法学）］
病院（回復期・療育センター）勤務を経て，了徳寺大学，植草学園大学で勤務し，2017年より現職
活動：中枢神経疾患を中心としたリハビリテーションに関する研究・実践，各種予防に関する取り組み，リハビリテーション工学
研究目標：中枢神経疾患のリハビリテーション効果の検証
メッセージ
目の前の患者さんの状態を把握し，的確で最良のリハビリテーションを提供することが求められています．検査値は画像などの検査所見と同様にカルテや情報提供書に必ず記載されています．われわれは適宜，検査所見と臨床所見から的確に病態をとらえ，テーラーメイドのリハビリテーションを提供しましょう．

リハに役立つ検査値の読み方・とらえ方

2018年 4月 1日 第1刷発行	編　集	田屋雅信，松田雅弘
2024年 7月 1日 第5刷発行	発行人	一戸裕子
	発行所	株式会社 羊 土 社
		〒101-0052
		東京都千代田区神田小川町2-5-1
		TEL　03 (5282) 1211
		FAX　03 (5282) 1212
© YODOSHA CO., LTD. 2018		E-mail　eigyo@yodosha.co.jp
Printed in Japan		URL　www.yodosha.co.jp/
	装　幀	Malpu Design（宮崎萌美）
ISBN978-4-7581-0227-8	印刷所	日経印刷株式会社

本書に掲載する著作物の複製権，上映権，譲渡権，公衆送信権（送信可能化権を含む）は（株）羊土社が保有します．
本書を無断で複製する行為（コピー，スキャン，デジタルデータ化など）は，著作権法上での限られた例外（「私的使用のための複製」など）を除き禁じられています．研究活動，診療を含み業務上使用する目的で上記の行為を行うことは大学，病院，企業などにおける内部的な利用であっても，私的使用には該当せず，違法です．また私的使用のためであっても，代行業者等の第三者に依頼して上記の行為を行うことは違法となります．

JCOPY ＜（社）出版者著作権管理機構 委託出版物＞
本書の無断複写は著作権法上での例外を除き禁じられています．複写される場合は，そのつど事前に，（社）出版者著作権管理機構（TEL 03-5244-5088, FAX 03-5244-5089, e-mail：info@jcopy.or.jp）の許諾を得てください．

乱丁，落丁，印刷の不具合はお取り替えいたします．小社までご連絡ください．